BARBARA K. LIPSKA mit ELAINE MCARDLE

DIE HIRN
FORSCHERIN
DIE DEN
VERSTAND
VERLOR

BARBARA K. LIPSKA mit ELAINE MCARDLE

DIE HIRN FORSCHERIN DIE DEN VERSTAND VERLOR

**Was mich
mein Hirntumor
über das Wesen
der menschlichen
Persönlichkeit lehrte**

Die Geschichte
einer unglaublichen Heilung

Aus dem Amerikanischen
von Christiane Burkhardt

LUDWiG

Die Originalausgabe erschien 2018 unter dem Titel
The Neuroscientist Who Lost Her Mind
bei Houghton Mifflin Harcourt.

Sollte diese Publikation Links auf Webseiten Dritter enthalten,
so übernehmen wir für deren Inhalte keine Haftung,
da wir uns diese nicht zu eigen machen, sondern lediglich auf
deren Stand zum Zeitpunkt der Erstveröffentlichung verweisen.

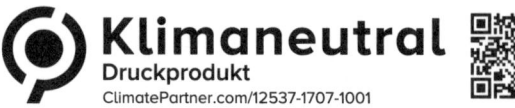

ClimatePartner.com/12537-1707-1001

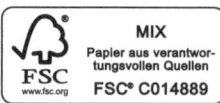

Verlagsgruppe Random House FSC® N001967

Deutsche Erstausgabe 9/2018
© by Barbara Lipska an Elaine McArdle 2018
© der deutschsprachigen Ausgabe 2018
by Ludwig Verlag, München,
in der Verlagsgruppe Random House GmbH,
Neumarkter Straße 28, 81673 München
Alle Fotos im Buch mit freundlicher Genehmigung der Autorin.
Illustration Seite 33 © Witek Lipski.
Redaktion: Angelika Lieke
Umschlaggestaltung: Eisele Grafik-Design, München;
unter Verwendung eines Motivs von Bigstock / digitalista
Satz: Leingärtner, Nabburg
Druck und Bindung: Pustet, Regensburg
Printed in Germany
ISBN: 978-3-453-28107-3

www.Ludwig-Verlag.de

Für Mirek, mein Fels in der Brandung

Für die Wissenschaft, die Leben rettet

In Gedenken an Witold,
für den der wissenschaftliche Fortschritt zu spät kam

Inhalt

Prolog

Ich laufe und laufe und laufe. Und zwar schon seit Stunden. Ich will nach Hause, habe aber keine Ahnung, wo das sein könnte, obwohl ich seit zwanzig Jahren in diesem Viertel wohne. Also laufe ich weiter.

In einem Affenzahn renne ich durch die von Bäumen gesäumten Straßen eines Vororts in Virginia und trage dabei mein übliches Outfit – ein Tanktop und eine kurze Laufhose. Ich werde schneller und schwitze, mein Herz schlägt heftig, aber gleichmäßig, während ich an den großen Anwesen mit Doppelgarage und in der Auffahrt abgestellten Rädern vorbeiflitze.

Wir schreiben das Jahr 2015, es ist Spätfrühling, und ein besonders schwülheißer Sommer kündigt sich an. Noch sind die perfekt getrimmten Rasenflächen grün und saftig. Rosa und weiße Pfingstrosen stehen in voller Blüte, und um mich herum explodieren die Azaleen in allen Regenbogenfarben.

In den letzten zwanzig Jahren bin ich diese Strecke Hunderte von Malen gejoggt und sollte eigentlich jeden Ahornbaum und Kamelienstrauch kennen, jede kaputte Bordsteinkante, wo ein ungeübter junger Fahrer zu schnell um

9

die Ecke gebogen ist. All das sollten hinlänglich bekannte Orientierungspunkte für mich sein. Doch heute kommt es mir so vor, als hätte ich sie noch nie im Leben gesehen.

Als mein Mann und ich hier vor fünfundzwanzig Jahren unser Haus kauften – keine zwei Jahre nachdem wir der Trostlosigkeit des kommunistischen Polen entflohen waren –, kam uns dieser amerikanische Durchschnittsvorort vor wie das reinste Paradies. Was für ein Luxus! Schon bald führten wir das typische Leben der amerikanischen Mittelschicht, zu dem auch regelmäßige Take-aways vom China-Imbiss und eimerweise Eiscreme gehörten – Köstlichkeiten, die damals in Osteuropa gänzlich unbekannt waren.

Bis ich eines Tages ein Foto von mir sah, das schwabblige Oberarme und feiste Schenkel zeigte. Ich war dermaßen geschockt, dass ich mein Leben abrupt änderte. Ich musste dringend mehr Sport treiben und begann zu laufen. Da ich gern Nägel mit Köpfen mache, beschloss ich, so bald wie möglich an einem Wettlauf teilzunehmen.

Anfangs schaffte ich es nicht einmal um einen Häuserblock. Nach einem Jahr lief ich fünf Kilometer. Nach zwei Jahren meldete ich mich für mein erstes Rennen an – ein Zehnkilometerlauf, bei dem ich zu den Besten meiner Altersklasse zählte. Seitdem sind alle Mitglieder meiner Familie begeisterte Sportler – Läufer, Radfahrer und Schwimmer, die ständig für den einen oder anderen Wettkampf trainieren.

Das ist auch der Grund, warum ich jeden Morgen laufen gehe.

Als echtes Gewohnheitstier nehme ich als Erstes meine Brustprothese *made in Germany* aus dem Badezimmeregal. Die trage ich seit einer linksseitigen Mastektomie, die 2009 nach meinem Kampf gegen den Brustkrebs vorgenommen wurde. Die Prothese ist aus Hightech-Plastik, hautfarben, fühlt sich sehr echt an und hat die gleichen Proportionen wie meine rechte Brust. Sie hat sogar eine winzige Brustwarze. Da es eine Prothese für Sportler ist, ist sie sehr leicht und hat eine spezielle Haftfläche an der Unterseite, damit sie nicht verrutscht. Jeden Morgen vor dem Laufen fixiere ich sie auf meiner flachen linken Brust, bevor ich in meine Klamotten und Schuhe schlüpfe. Dann sause ich los.

Doch an diesem Morgen war alles anders.

Nachdem ich mir mein übliches Glas Wasser eingeschenkt hatte, betrat ich das Bad und musterte mich im Spiegel.

Man sieht meinen Haaransatz. Ich muss mir die Haare färben, dachte ich.

Jetzt, sofort!

In einer kleinen Plastikschüssel rührte ich die Farbe an – eine Henna-Coloration aus dem Drogeriemarkt, die meinem Haar den von mir so geliebten roten Schimmer verleiht – und schüttete sie mir auf den Oberkopf, wo ich sie anschließend verteilte. Ich setzte mir eine Plastiktüte auf und verknotete sie an der Seite, damit sie besser hielt.

Ich muss mich beeilen. Es ist dringend, ganz dringend! Ich muss unbedingt sofort raus und laufen!

Ich nahm mein Oberteil samt Hose und sauste damit zurück ins Bad.

Ich warf einen Blick auf die Brustprothese im Regal.

Nein, zu aufwendig, die behindert mich bloß. Ich werde keine kostbare Zeit mit so einem Unsinn verschwenden.

Rasch streifte ich mir mein hautenges Oberteil über den von der Plastiktüte bedeckten Kopf. Ohne die Prothese sah mein Oberkörper ein wenig schief aus, aber das störte mich nicht.

Ich muss jetzt sofort los!

Während ich hinaus auf die Straße rannte, lief mir rot-violette Farbe über Gesicht und Hals.

Jetzt, wo ich in der Morgenhitze jogge, breitet sich die Farbe auf meinem Oberteil aus und hinterlässt Flecken auf meiner asymmetrischen Brust.

In unserem verschlafenen Viertel sind die Straßen fast menschenleer. Sollten sich Leute, an denen ich vorbeikomme, über meine seltsame Erscheinung wundern, bemerke ich nichts davon. Ich fliege nur so dahin, bin tief in Gedanken versunken.

Nach einer Stunde werde ich langsam müde und will kehrtmachen. Aber mein Viertel ist mir merkwürdig fremd, ich erkenne weder Straßen noch Häuser.

Ich habe nicht die geringste Ahnung, wo ich bin. Also laufe ich weiter.

Es ist absurd, dass ich mich in dieser mir so vertrauten Gegend verirre, aber das berührt mich kaum. Planlos setze ich mein Training fort.

Noch mindestens eine weitere Stunde jogge ich in meinem völlig bekleckerten Outfit weiter. Geistesabwesend, ohne zu merken, dass etwas nicht stimmt. Während ich laufe, scheinen sich meine Gedanken in der Landschaft und dem weiten Himmel zu verlieren.

Irgendwann komme ich tatsächlich wieder bei unserem zweistöckigen Haus im Kolonialstil an. Ich öffne die Tür und stehe im kühlen dunklen Flur. Erschöpft ziehe ich meine klatschnassen Schuhe und Socken aus.

Auf dem Weg ins Obergeschoss fällt mein Blick kurz in den Spiegel. Mit Henna vermischter Schweiß klebt auf meinem Gesicht, und die Plastiktüte auf meinem Kopf sieht aus wie eine bizarre Badekappe. Die zuvor noch violetten Rinnsale zieren jetzt schwarz angetrocknet Hals, Oberarme und mein Oberteil, betonen das Fehlen der linken Brust zusätzlich. Ich bin puterrot vor Anstrengung.

Aber nichts von alldem finde ich merkwürdig. Ich gehe am Spiegel vorbei die Treppe hoch.

Mirek sitzt in seinem Arbeitszimmer, mit dem Rücken zur Tür. Als er hört, wie ich den Raum betrete, sagt er: »Du warst aber lange weg. Hast du schön trainiert?«

Dann dreht er sich lächelnd zu mir um ... und erstarrt.

»Was ist passiert?«, ruft er.

»Was meinst du denn?«, erwidere ich. »Ich war doch bloß laufen.«

»Hat dich jemand in diesem Zustand gesehen?« Er sieht erschüttert aus.

»Wieso sollte mich denn niemand sehen dürfen?«

»Wasch das ab«, fleht er mich an. »Bitte.«

»Jetzt beruhige dich mal, Mirek! Wovon redest du überhaupt?« Ohne seine Antwort abzuwarten, gehe ich ins Bad.

Was hat er bloß? Warum verhält er sich so seltsam?

Geduscht und entspannt verlasse ich das Badezimmer eine Viertelstunde später. Aber etwas nagt an mir.

Mein geliebter Mann ist offensichtlich sehr beunruhigt. Warum nur?

Mireks Verhalten sollte eigentlich ein Alarmsignal für mich sein, ein Hinweis darauf, dass irgendetwas gerade ganz schrecklich schiefläuft. Aber keine Sekunde später löst sich dieser unangenehme Gedanke einfach in Luft auf, verabschiedet sich zusammen mit meinem Verstand.

Als Neurowissenschaftlerin, also Hirnforscherin, beschäftige ich mich bereits seit vielen Jahren beruflich mit psychischen Erkrankungen – erst in meiner Heimat Polen und dann, seit 1989, in den Vereinigten Staaten am National Institute of Mental Health (NIMH) in Bethesda, Maryland. Mein Spezialgebiet ist Schizophrenie, eine furchtbare Krankheit, bei der Betroffene häufig Schwierigkeiten haben, Einbildung und Realität auseinanderzuhalten.

Im Juni 2015 vollzog auch mein Verstand eine höchst seltsame, erschreckende Entwicklung – und zwar ohne jede Vorwarnung! Wegen eines Melanoms, das in mein Gehirn gestreut hatte, litt ich zunehmend an geistiger Verwirrtheit – eine zweimonatige Abwärtsspirale, die ich zu dem Zeitpunkt allerdings überhaupt nicht wahrnahm. Dank einer Mischung aus Glück, bahnbrechendem wissenschaftlichem Fortschritt und der aufmerksamen Fürsorge meiner Familie konnte ich dieses finstere Tal wieder verlassen.

Ich bin ein seltener Fall: Ich habe in den Abgrund eines Gehirntumors mitsamt den damit einhergehenden geistigen Einschränkungen geschaut und bin so weit geheilt daraus hervorgegangen, dass ich davon erzählen kann. Glaubt man Psychiatern und Neurologen – also Ärzten, die sich auf das Gehirn und das Nervensystem spezialisiert haben –, kommt es nur äußerst selten vor, dass jemand mit dermaßen gravierenden mentalen Einschränkungen erfolgreich behandelt werden und die geistige Umnachtung wieder hinter sich lassen kann. Die meisten Menschen, die so viele

Hirntumoren haben, wie ich damals hatte (samt den damit verbundenen schweren Defiziten), erfahren keinerlei Besserung mehr.

So verstörend mein Zusammenbruch war, so ist er für mich als Wissenschaftlerin doch gleichzeitig ein kostbares Geschenk: Jahrzehntelang habe ich die Funktionen des Gehirns studiert und psychische Störungen erforscht. Doch erst durch meine persönliche kurze Begegnung mit dem Wahnsinn lernte ich gewissermaßen aus erster Hand, was es wirklich bedeutet, den Verstand zu verlieren – und ihn anschließend zurückzugewinnen.

Alljährlich entwickelt ungefähr einer von fünf Erwachsenen weltweit eine psychische Erkrankung[1] – angefangen von Depressionen über Angststörungen bis hin zu Schizophrenie oder einer bipolaren Störung. In den Vereinigten Staaten sind jährlich beinahe 44 Millionen Erwachsene betroffen[2] – all jene, die eine Drogenpsychose haben, noch gar nicht mit berücksichtigt. In Europa leiden Jahr für Jahr 27 Prozent aller Erwachsenen an einer schwerwiegenden psychischen Störung[3] – und das jedes Jahr. Solche Erkrankungen machen sich meist im jungen Erwachsenenalter bemerkbar, können in Einzelfällen ein Leben lang anhalten und entsetzliches Leid über den Kranken und seine Angehörigen bringen. Eine erhebliche Anzahl von Obdachlosen und Gefängnisinsassen leidet an psychischen Erkrankungen[4], doch Obdachlosigkeit und Kriminalität sind längst nicht die einzigen Folgen für die Gesellschaft: Psychische Erkrankungen kosten die Weltwirtschaft eine Billion Dollar im Jahr[5] – 193,2 Milliarden allein in den Vereinigten Staaten[6]. Menschen, die sonst produktiv wären, sind aufgrund ihrer

Einschränkungen nicht in der Lage zu funktionieren. Psychische Erkrankungen bedeuten nicht nur eine erhebliche Einschränkung, sondern können auch tödlich enden. Von den rund 800 000 Menschen weltweit, die jedes Jahr Suizid begehen[7] – allein 41 000 in den Vereinigten Staaten –, leiden 90 Prozent an einer psychischen Erkrankung[8].

Die Vereinigten Staaten geben deutlich mehr für die Behandlung von psychischen Erkrankungen aus als für jedes andere medizinische Problem – stolze 201 Milliarden Dollar im Jahr 2013[9]. (Herzerkrankungen, für deren Behandlung die USA im selben Jahr 147 Milliarden bereitstellten, kommen erst an zweiter Stelle.) Doch trotz dieser Mittel und der enormen Anstrengungen engagierter Wissenschaftler und Ärzte, bleiben psychische Erkrankungen höchst rätselhaft. Ihre Ursachen sind größtenteils unbekannt und ihre Behandlungsmethoden deshalb noch weitgehend unerforscht.

Trotz der vielen inzwischen gewonnenen Erkenntnisse, zu denen tagtäglich neue hinzukommen, verstehen wir Wissenschaftler nach wie vor nicht, was in den Köpfen psychisch kranker Menschen vorgeht. Wir haben immer noch keine Ahnung, welche Hirnregionen genau beeinträchtigt sind beziehungsweise warum das Gehirn durchdreht. Sind Menschen mit psychischen Erkrankungen genetisch dazu verurteilt, oder haben sie etwas erlebt, das ihre Gehirne beschädigt, ihre Nervenbahnen angegriffen und deren neurologische Funktionen verändert hat?

Aktuelle wissenschaftliche Erkenntnisse legen die Schlussfolgerung nahe, dass psychische Erkrankungen sowohl erblich als auch umweltbedingt sind. Letzteres ist auf verschiedene Faktoren einschließlich Drogenkonsum oder Drogenmissbrauch zurückzuführen, die hochkomplex miteinander, aber auch mit unseren Genen interagieren. Dennoch ist es nach wie vor unglaublich schwer, die biologischen und chemischen Prozesse, die zu derartigen Erkrankungen führen, genau zu bestimmen – einerseits weil diese Störungen eher anhand von Beobachtungen bestimmter Verhaltensweisen diagnostiziert werden als anhand von exakten Tests: Im Gegensatz zu Krebs oder Herzerkrankungen lassen sich psychische Erkrankungen nicht objektiv messen. Keine biologischen Marker im Rahmen von bildgebenden Verfahren und keine Labortests können uns sagen, wer betroffen ist und wer nicht. Insgesamt mögen Menschen mit psychischen Störungen zwar abweichende Hirnstrukturen und Hirnfunktionen aufweisen, doch einzelne Patienten können bisher nicht mit konventionellen Methoden wie Blutuntersuchungen, Computer- oder Magnetresonanztomografie diagnostiziert werden.

Weiter erschwert wird die Diagnose einer psychischen Erkrankung dadurch, dass die Symptomkonstellation nicht nur von Mensch zu Mensch unterschiedlich ist, sondern auch bei den jeweiligen Betroffenen stark schwankt: Nicht jeder, der an Schizophrene leidet, schreit die ganze Zeit rum. Manche Menschen mit diesem Krankheitsbild ziehen sich völlig in sich zurück und stellen jede Kommunikation ein. Auch Demenzkranke können im einen Moment völlig präsent sein, aber schon im nächsten geistig abwesend und in sich gekehrt. Noch komplizierter wird es dadurch, dass sich manches, was auf eine psychische Erkrankung hinweisen könnte, letztendlich lediglich als ein vielleicht zwar stark ausgeprägtes, aber ansonsten völlig normales Persönlichkeitsmerkmal herausstellt. Bei Menschen, die von

Natur aus eher stur sind, wird mangelndes Urteilsvermögen infolge von Demenz anfangs oft mit ihrer typischen Uneinsichtigkeit verwechselt. Und wenn sich introvertierte Menschen noch mehr in sich zurückziehen, bemerkt das persönliche Umfeld oft gar nicht, dass sie bereits Symptome von Alzheimer entwickeln.

In der Forschung kristallisiert sich zunehmend heraus, dass bestimmte psychische Erkrankungen keine genau definierten Krankheiten sind, die alle dieselben Symptome und biologischen Indikatoren aufweisen. Zwei Menschen mit den gleichen auffälligen Verhaltensweisen können in Wahrheit an zwei völlig verschiedenen Störungen leiden. Genauso gut kann es bei ganz unterschiedlichen psychischen Erkrankungen zu Überschneidungen bei den Symptomen, biologischen Mechanismen und Ursachen kommen. Manche genetischen und klinischen Analysen stellen Ähnlichkeiten zwischen einer großen Bandbreite an Diagnosen fest, die nahelegen, dass psychische Erkrankungen ein gemeinsames neurobiologisches Substrat teilen. Die moderne Wissenschaft ist gerade dabei, diese Möglichkeit näher zu untersuchen.

Heute gehen die meisten Forscher davon aus, dass bei psychisch Kranken vor allem im hoch entwickelten präfrontalen Cortex an der Stirnseite des Gehirns sowie in seinem Verbindungsnetz mit anderen Hirnarealen etwas nicht stimmt. Doch worin diese Abweichungen genau bestehen und wie die Fehlfunktionen bei den verschiedenen psychischen Erkrankungen jeweils aussehen, gibt nach wie vor Rätsel auf.

Werden Verhaltensänderungen von Hirntumoren ausgelöst, wie es bei mir der Fall war, scheint es ein Leichtes zu sein, ein Ursache-Wirkungs-Verhältnis zwischen neurologischen Faktoren und Verhaltensweisen herzustellen. Neurologen versuchen immer wieder, jedes Problem mit einer bestimmten Hirnregion in Verbindung zu bringen, und manchmal gelingt das auch einigermaßen. Aber ins Gehirn gestreute Tumoren – sei es nun von einem Melanom (Schwarzer Hautkrebs), von Brust- oder Lungenkrebs – neigen dazu, mehrere Hirnregionen gleichzeitig zu befallen. Hat man wie ich zwei oder mehr Tumoren, so lässt sich nur schwer herausfinden, welche Hirnregion welche Verhaltensweisen beeinflusst. Schwellen darüber hinaus noch einzelne Areale aufgrund der Tumoren und der dagegen eingesetzten Behandlungsmethoden an, ist das gesamte Gehirn an den Verhaltensänderungen beteiligt.

Obwohl wir bis heute nicht genau wissen, was in meinem Gehirn vor sich ging und in welchem Bereich das genau geschah, hat mir meine persönliche Erfahrung die einmalige Gelegenheit verschafft, die verschlungenen Landschaften des Gehirns zu erkunden. Mit dem Ergebnis, dass ich seine atemberaubend komplexe Struktur und sein unglaublich widerstandsfähiges Produkt, sprich: den menschlichen Geist, jetzt wesentlich besser verstehe als zuvor.

Wie jeder Mensch, der an einer psychischen Erkrankung leidet, habe auch ich bei meiner Begegnung mit dem Wahnsinn eine Symptomkonstellation erlebt, die nur für mich gilt. Dennoch wies ich während meines kurzen geistigen Zusammenbruchs auch zahlreiche Symptome auf, wie sie in der fünften Auflage des *Diagnostic and Statistical Manual of Mental Disorders* (DSM-5) stehen, dem offiziellen Handbuch für Ärzte und Forscher, wenn es um die Klassifikation psychischer Erkrankungen geht. Insofern sind die Parallelen zwischen meinen Erfahrungen und denen von Patienten einer großen Bandbreite von Krankheiten – angefangen von Alzheimer bis hin zu anderen Demenzformen, von bipolaren Störungen bis hin zu Schizophrenie – bemerkenswert. Diese Parallelen zu erkennen und zu nutzen, um das subjektive Erleben von psychischen Erkrankungen und deren Ursachen besser zu verstehen, ist eines der Hauptanliegen dieses Buches.

Ich habe die tief greifende Erfahrung gemacht, wie es ist, in einer Welt zu leben, die keinerlei Sinn ergibt, die hochgradig verstörend und nicht im Geringsten vertraut ist. Ich habe das Gefühl erlebt, so verwirrt zu sein, dass man niemandem mehr traut – schon gar nicht denjenigen, die einem am nächsten stehen und die man verdächtigt, sich gegen einen verschworen zu haben. Und ich weiß, wie es sich anfühlt, nicht nur sein Einsichts- und Urteilsvermögen sowie seine räumlich-visuellen Fähigkeiten zu verlieren, sondern auch Fähigkeiten, die für die Kommunikation unverzichtbar sind, wie zum Beispiel das Lesen. Die vielleicht verstörendste Erfahrung war jedoch, all diese Defizite während dieser Zeit überhaupt nicht wahrzunehmen. Erst als mein Verstand langsam zurückkehrte, begriff ich, wie verzerrt meine Realität bis dahin gewesen war.

Nachdem ich dieses finstere Tal hinter mir gelassen und eine zweite Chance bekommen hatte, wollte die Hirnforscherin in mir unbedingt herausfinden, was in meinem Gehirn genau schiefgelaufen war. Ich erfuhr, dass meine Stirn-

und Scheitellappen, die für viele unserer menschlichsten Verhaltensweisen verantwortlich sind, nicht mehr richtig funktioniert haben. Das erklärt auch, warum ich mich ähnlich verhielt wie Menschen mit einer psychischen Erkrankung: Warum ich mich an vertrauten Orten nicht mehr zurechtfand, Dinge vergaß, die gerade erst passiert waren, und mich meiner Familie gegenüber wütend, bösartig und kaltherzig verhielt. Warum ich regelrecht besessen von unbedeutenden Details war, zum Beispiel davon, was es zum Frühstück gibt – ohne zu begreifen, dass ich dem Tod ins Auge sah, ja ohne diese heimtückischen Veränderungen überhaupt wahrzunehmen! Obwohl sich mein Zustand deutlich verschlechterte, merkte ich nicht, dass ich psychisch krank wurde.

Durch all diese Erfahrungen erhielt ich nicht nur einen persönlichen Einblick in psychische Erkrankungen wie Schizophrenie und Demenz, sondern lernte auch andere Fehlfunktionen des Gehirns besser zu verstehen, wie beispielsweise die geistigen Abbauprozesse, zu denen es kommt, wenn wir alt werden. Viele Menschen werden vielleicht eines Tages bei sich selbst, bei ihren Partnern oder Familienangehörigen die gleichen seltsamen psychischen Veränderungen bemerken, die auch ich aufwies: Gedächtnisverlust, ein enthemmtes, unangemessenes Verhalten, eine veränderte Persönlichkeit und die Unfähigkeit, sich dieser Probleme bewusst zu sein. Der frontale Cortex – also der Teil meines Gehirns, der von meinen Tumoren und Schwellungen infolge meiner Behandlung am stärksten betroffen war – gehört zu den Regionen, die häufig beeinträchtigt sind, wenn wir älter werden (ein anderer ist der Hippocampus). Zur Ironie meiner Geschichte gehört auch, dass ich – wenn ich lange genug lebe, um ein hohes Alter zu erreichen – unter Umständen viele dieser mentalen Veränderungen erneut erleben werde.

Während ich meinen Verstand verlor und wiederfand, habe ich gelernt, mich mit anderen Menschen zu identifizieren, die ebenfalls persönlich von psychischen Erkrankungen betroffen waren oder sind. Auch das hat mich motiviert, meine Geschichte zu erzählen. Obwohl psychischen Erkrankungen inzwischen mehr Aufmerksamkeit entgegengebracht wird als je zuvor, werden sie von der Gesellschaft nach wie vor stark stigmatisiert. Und obwohl psychische Erkrankungen körperlichen Ursprungs sind – es handelt sich dabei um Erkrankungen des Gehirns, so wie Herzprobleme Erkrankungen des Herzens sind –, behandelt man psychisch Kranke häufig so, als wären *sie selbst* schuld an ihrer Krankheit, als hätten *sie* etwas falsch gemacht. Ihre Angehörigen werden oft gleich mitstigmatisiert.

Ich hoffe, dass meine persönliche Erfahrung wenigstens zu der Erkenntnis beiträgt, dass psychisch kranke Menschen ebenso wenig für ihre Krankheit verantwortlich sind wie Krebskranke und dass die beste Reaktion auf eine psychische Erkrankung in Mitgefühl und einem noch größeren Engagement bei der Suche nach Behandlungsmethoden besteht.

Ich habe den Eindruck, dass ich nach all den Erfahrungen sensibler auf die Gefühle und Probleme anderer Menschen reagiere und auch als Mutter, Ehefrau, Freundin und nicht zuletzt als Wissenschaftlerin verständnisvoller geworden bin. Und obwohl ich glaube, schon immer einfühlsam mit psychisch Kranken umgegangen zu sein, hat sich diese

Sensibilität seit meiner persönlichen Begegnung mit dem Wahnsinn noch verstärkt. Ich lebe auch viel bewusster als früher, weiß, wie glücklich ich mich schätzen darf, wieder mit meiner Familie vereint zu sein und mein Lebenswerk fortsetzen zu können.

Dieses Buch beschreibt meine psychische Erkrankung gewissermaßen aus der Innenperspektive, schildert aber auch meine wissenschaftliche und persönliche Weiterentwicklung. Es ist die Geschichte einer schier unglaublichen Reise, von der ich mir zeitweilig nicht vorstellen konnte, jemals wieder zurückzukehren. Es ist eine Geschichte, die ich fast nicht mehr hätte erzählen können und die davon handelt, wie ich von einer Wissenschaftlerin, die über psychische Erkrankungen forscht, selbst zu einer psychisch Kranken geworden bin. Und sie handelt davon, wie ich mit klarem Verstand wieder daraus hervorgegangen bin.

EINS

Die Rache der Ratte

Ich sitze zwischen Tausenden von Gehirnen, zwischen Tausenden Gehirnen von psychisch Kranken.

Als Leiterin der Gehirnsammlung am National Institute of Mental Health (NIMH) bin ich bei meiner Arbeit von Gehirnen regelrecht umzingelt, von einer ganzen Bibliothek, einer Bank aus Gehirnen, die aus den verschiedensten Gründen nicht so funktioniert haben, wie sie eigentlich sollten: Gehirne, die Halluzinationen hatten, seltsame Stimmen gehört, unter heftigen Stimmungsschwankungen und unter extremen Depressionen gelitten haben. Gehirne, die während der letzten dreißig Jahren gesammelt, katalogisiert und aufbewahrt worden sind.

Etwa ein Drittel dieser Gehirne stammt von Selbstmördern. Der verzweifelte, herzzerreißende Akt der Selbsttötung ist der höchste Preis, den so viele psychisch Kranke zahlen müssen – eine bittere Wahrheit, mit der meine Kollegen und ich tagtäglich konfrontiert werden.

Jedes Exemplar kommt frisch und blutig glänzend zu uns, in einem durchsichtigen Plastikbeutel, der sorgfältig in Eis gepackt wurde. Es sieht aus wie ein Stück rotes Fleisch und hat so gar nichts Menschliches mehr. Doch noch am

Vortag hat es jede Bewegung und jeden Gedanken desjenigen gesteuert, dem es einst gehörte.

Um psychische Erkrankungen verstehen, sie behandeln und eines Tages heilen zu können, benötigen Forscher einen steten Nachschub an neuen Gehirnen. Und hier kommen Institutionen wie das NIMH, das führende Forschungszentrum der Vereinigten Staaten für psychische Erkrankungen, ins Spiel. In unserer Gehirnbank sammeln wir diese unglaublichen Organe, zerschneiden sie, um brauchbare Gewebeproben zu erhalten, und teilen diese mit Forschern aus aller Welt.

Aber es ist gar nicht so einfach, Gehirne zu sammeln. Besonders schwierig ist es, an Gehirne von Menschen mit Schizophrenie, einer bipolaren Störung, starken Depressionen, Angststörungen und Abhängigkeiten von unterschiedlichen Substanzen wie Kokain, Opioiden, Alkohol, ja sogar Cannabis zu gelangen, die Drogenmissbrauch begünstigen. Außerdem dürfen wir keine Gehirne von psychisch Kranken verwenden, die nach schweren Krankheiten gestorben sind, vor ihrem Tod an Beatmungsgeräte angeschlossen waren oder starke Medikamente bekommen haben. Gehirne, die von anderen Krankheiten oder medizinischen Problemen betroffen sind, würden das auch so schon schwierige Rätsel, das wir lösen wollen, nur noch komplizierter machen: die Antwort auf die Frage, was genau psychische Störungen verursacht.

Um das herauszufinden, benötigen wir auch Gehirne von Menschen ohne psychische Erkrankungen (Kontrollgehirne), damit wir diese untersuchen und mit den kranken Gehirnen vergleichen können. Mit anderen Worten: Wir brauchen saubere Gehirne mit und ohne Anzeichen von Verrücktheit.

Die meisten Gehirne bekommen wir aus der nahe gelegenen Gerichtsmedizin, wo in der Regel Leichname der Menschen landen, die unter verdächtigen oder rätselhaften Umständen gestorben sind. So gesehen »profitieren« wir unfreiwillig nicht nur von Selbstmorden, sondern auch von Morden und ungeklärten Todesfällen.

Frühmorgens rufen die Laboranten unserer Gehirnbank als Erstes in der Gerichtsmedizin an und fragen: »Haben Sie heute irgendwelche Gehirne für uns?«

Wir haben es nämlich eilig: Ist jemand länger als drei Tage tot, können wir sein Gehirn nicht mehr verwenden. Wir brauchen Gehirne, bei denen der Verwesungsprozess noch nicht eingesetzt hat, deren Proteine und andere Moleküle wie Ribonukleinsäure (RNA) und Desoxyribonukleinsäure (DNA) noch nicht abgebaut worden und damit für molekulare Untersuchungen wertlos geworden sind.

Die Mitarbeiter der Gerichtsmedizin informieren die Laboranten über die Leichen, die in den letzten vierundzwanzig Stunden eingetroffen sind, und sagen ihnen alles, was sie darüber wissen. Meist ist das nicht sehr viel, und sie können nur die grundlegenden Fakten nennen: ein junger Mann, der an einer Überdosis Heroin gestorben ist. Eine Frau mittleren Alters mit einem Herzinfarkt. Ein Teenager, der sich erhängt hat. Zu diesem Zeitpunkt kann das alles sein, was wir über die jeweilige Person wissen.

Sobald die Laboranten eine Kandidatenliste erstellt haben, kommen sie zu mir, und gemeinsam schränken wir sie weiter ein: Können wir das Drogenopfer gebrauchen? Oder den älteren Mann, dessen Frau angegeben hat, dass er Alkoholiker war? Dann wäre da noch ein Mann, der bei einem Autounfall ums Leben gekommen ist. Es gibt keinerlei Hinweise auf eine psychische Erkrankung – vielleicht können Forscher sein Gehirn ja zur Kontrolle ihrer Studien verwenden. Doch was, wenn er eine Kopfverletzung erlitten hat? Können wir ihn dann auch noch gebrauchen?

Sobald die Möglichkeit besteht, dass ein Gehirn passen könnte, sage ich in der Regel zu. Die Hirne, die wir suchen, sind selten und kostbar, wir können gar nicht genug davon bekommen.

Nachdem wir uns für die potenziellen Kandidaten entschieden haben, setzen sich unsere Laboranten mit den nächsten Angehörigen in Verbindung, um eine schmerzliche Bitte an sie zu richten: »Könnten Sie sich vorstellen, das Gehirn Ihres geliebten Familienmitglieds der medizinischen Forschung zur Verfügung zu stellen?«

Eine einfache Frage, sollte man meinen. Doch vor wenigen Stunden haben all diese Menschen noch gelebt. Jetzt sind sie für immer von uns gegangen, und wir bitten Eltern, Ehepartner oder Kinder von ihrem eigenen Schock oder Schmerz abzusehen und uns den persönlichsten Körperteil ihres Angehörigen anzuvertrauen – das, was seine gesamte Persönlichkeit ausgemacht hat. So gesehen dürfte es nicht weiter überraschen, dass nur ein Drittel von ihnen zu einer solchen Spende bereit ist.

Trifft ein Gehirn dann in unserer Gehirnbank ein, versehen wir es mit einer Nummer, um es zu anonymisieren. Dann beginnt unsere eigentliche Arbeit. Wir können dieses Exemplar jetzt zerschneiden und es auf seine Funktionen hin untersuchen.

Inmitten dieser in Scheiben geschnittenen und haltbar

gemachten Exemplare, voller Optimismus und Hoffnung darauf, dass sie ihre Geheimnisse eines Tages preisgeben werden, verrichte ich meine Arbeit.

Gehirne sind eine blutige Angelegenheit. Ich habe über dreißig Jahre mit ihnen gearbeitet – anfangs mit den gerade mal walnussgroßen Gehirnen von Ratten, die glatt und relativ schlicht sind. Sie besitzen keine der zahlreichen Windungen (*gyri*) und Furchen (*sulci*) des menschlichen Gehirns, das im Vergleich dazu deutlich raffinierter und komplexer ist – eine evolutionäre Meisterleistung. All seine Falten und Spalten helfen uns dabei, mehr Speicherplatz und mehr Funktionen in dem relativ kleinen menschlichen Schädel unterzubringen. Die Fähigkeit zu denken ist nur eines von vielen Ergebnissen dieses herrlich komplizierten Nervengewebes … aber leider eben auch psychische Erkrankungen, die genau diese Denkfähigkeit beeinträchtigen.

Bei unserem Versuch zu ergründen, was in den Gehirnen von psychisch Kranken falschläuft, müssen wir tief ins Gewebe, in die Zellen und Moleküle vordringen. Neuartige Techniken erleichtern uns diese Arbeit immer mehr. Um beispielsweise die Geheimnisse der Schizophrenie zu lüften, untersuche ich dünne Gehirnscheiben, die mit radioaktiven oder fluoreszierenden Stoffen eingefärbt wurden, und werte dann die verschiedenen Moleküle, Proteine, RNA- und DNA-Typen aus. Um ihren genetischen Code zu entziffern, analysiere ich die winzige Zusammensetzung der Gehirnzellen mit modernen Sequenzierungsgeräten.

Als Hirnforscherin und Molekularbiologin bin ich zwar eine Expertin für Gehirne, aber keine Ärztin. Bevor ich die Leitung der Gehirnbank übernahm, hatte ich noch nie mit menschlichen Leichen, ja nicht einmal mit identifizierbaren Körperteilen gearbeitet. Ich ging meiner Arbeit in Laboren nach, weitab von Leichenhallen und Krankenhäusern. Wenn mich Gehirne erreichten, waren sie längst nicht mehr als solche erkennbar, sondern bestanden aus pulverisiertem, gefrorenem Gewebe, das aussah wie rosafarbene, in einer Flüssigkeit gelöste Mehlklümpchen. Oder aber es handelte sich um dünne Gewebescheiben, die in stinkenden Chemikalien aufbewahrt wurden.

Ich verschwendete keinen Gedanken daran, wie nahe ich dabei meinen »Versuchspersonen« kam, ohne ihnen jemals wirklich nahe zu sein: So funktioniert wissenschaftliches Arbeiten nun mal. Jeder Forscher beschäftigt sich mit seinem kleinen Teil eines riesigen Puzzles, das hoffentlich eines Tages durch gemeinsame Anstrengungen der Wissenschaftsgemeinde ein logisches Gesamtbild ergibt, zu dem auch sein kleines Teilchen einen wichtigen Beitrag geleistet haben wird.

Bevor ich diese Stelle annahm, hatte ich noch nie ein menschliches Gehirn berührt. Ich war zwar schon mehrmals in der Pathologie gewesen und hatte obduzierte Leichen gesehen, doch noch nie hatte ich miterlebt, wie dem Schädel ein Gehirn entnommen wird, noch nie ein Gehirn in Händen gehalten, geschweige denn es in Scheiben geschnitten.

»Das müssen Sie schon selbst tun«, forderte mich meine Vorgängerin bei der Gehirnbank, Dr. Mary Herman Rubinstein (kurz Dr. Herman), im Jahr 2013 während meiner Einarbeitung auf. »Wenn das nächste Gehirn eintrifft, werden wir es gemeinsam in Scheiben schneiden und einfrieren.«

Gesagt, getan: An einem sonnigen Septembertag desselben Jahres, als sich das Laub gerade gelbrot verfärbt, die Luft aber noch angenehm warm ist, stehen wir im Labor und warten auf mein erstes Gehirn. Wir tragen Schutzkleidung – OP-Maske, Plastikvisier vor dem Gesicht, eng sitzende Haarkappe, mehrere Schichten Latexhandschuhe, die bis über die Ellbogen reichen, einen weißen Laborkittel samt Plastikschürze, die uns vor Blutspritzern schützen sollen, und Plastikfüßlinge.

Ein Laborant fährt eine große weiße Kühltruhe herein, wie sie auch zum Kühlen von Bier und Steaks bei einer Football-Party benutzt wird. Doch ich weiß, dass diese Kühltruhe ein in Eis gepacktes menschliches Gehirn enthält.

Das Gehirn muss unbedingt gekühlt sein, weil die niedrige Temperatur den Gewebeabbau verlangsamt. Für unsere Experimente muss die RNA der Gehirnzellen intakt sein. Sie dient dazu, herauszufinden, welche Gene momentan aktiv sind, was wiederum Rückschlüsse auf die Funktionsfähigkeit des Gehirns zulässt. Nachdem das Gehirn entnommen wurde, muss es sofort in Eis gepackt werden. Nur so lässt sich die RNA erhalten. Soll es länger aufbewahrt werden, müssen wir das Gewebe so schnell wie möglich einfrieren. Diese Niedrigtemperaturen können den Zerfall der RNA jahrzehntelang aufhalten.

Dr. Herman öffnet also die Kühltruhe und holt vorsichtig einen durchsichtigen Plastikbeutel voller Eis heraus. Behutsam entnimmt sie das Gehirn und legt es mir in die ausgestreckten Hände. Es passt problemlos hinein. Es ist schwer, kalt, nass und blutig wie jedes andere Stück Fleisch. Das durchschnittliche Gehirn wiegt 1300 Gramm, aber im Lauf der Jahre werde ich einigen begegnen, die bis zu 1800 Gramm wiegen, also fast vier Pfund. Dieses Gehirn fühlt sich an wie feste Götterspeise, ist aber ziemlich empfindlich. Wenn ich nicht aufpasse, können Teile abreißen.

Da das menschliche Gehirn die komplexeste Struktur des gesamten Universums ist, sollte man meinen, dass es … na ja, irgendwie komplizierter aussieht. Aber es wirkt auf den ersten Blick eigentlich eher unspektakulär. Als ich meine erste Leiche mit all dem Blut, den Muskeln, Knochen und Hautfetzen sah, hatte ich Angst, in Ohnmacht zu fallen. Das Gehirn in meinen Händen empfinde ich als deutlich weniger verstörend. Jetzt, wo es sich außerhalb des Körpers befindet, in dem es herangewachsen ist, scheint es fast nichts Menschliches mehr zu haben.

Dennoch ist der enorme Kontrast zwischen diesem gewöhnlich aussehenden Stück Fleisch und der darin enthaltenen Komplexität überaus beeindruckend. Es ist Ehrfurcht gebietend, ja wirklich erstaunlich, dass alles, was einen Menschen ausmacht, in meine zwei Hände passt.

Dieses Gehirn hat einen Menschen gesteuert, der noch keine vierundzwanzig Stunden tot ist – so weit die Fakten. Doch was weiß ich noch über das Gehirn in meinen Händen? Stammt es von einer Frau oder einem Mann? Hat dieser Mensch an einer psychischen Erkrankung gelitten? Hat er Selbstmord begangen? Angesichts unserer Quellen ist das sehr wahrscheinlich. Aber genauso gut kann es sein, dass das Gehirn von einer älteren Frau stammt, die einer Lungenentzündung erlegen ist, oder von einem jungen Mann, der an einer Schussverletzung der Brust gestorben ist. Dieser Mensch kann an Schizophrenie oder Depressionen gelitten haben, aber ebenso gut geistig kerngesund gewesen sein. Mit bloßem Auge lässt sich das nicht erkennen – so leicht gibt das Gehirn seine Geheimnisse nicht preis.

Das gesamte Gehirn erinnert von seiner Form her vage an einen Fußball. Eine tiefe Furche in der Mitte trennt es in eine linke und eine rechte Gehirnhälfte. Jede dieser Hälften besteht aus vier Lappen: dem Stirn-, Schläfen, Scheitel- und Hinterhauptlappen.

Während ich das Gehirn in Händen halte, starre ich auf die Stirnlappen. Diese Areale des Cortex oder der Großhirnrinde bestimmen den Großteil unserer bewussten Wahrnehmung – angefangen von unserer Umwelt bis hin zu unseren intimsten Gedanken und Vorstellungen. Das sind die Regionen, die mich am meisten faszinieren und die die überwältigende Mehrheit der Neurowissenschaftler beschäftigen.

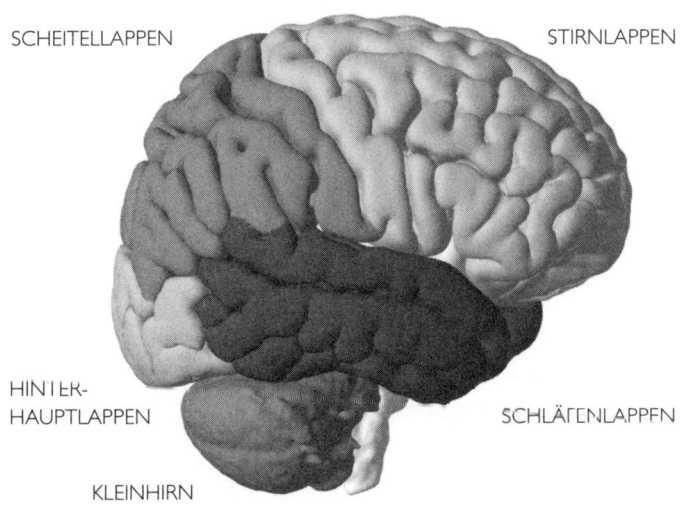

SCHEITELLAPPEN   STIRNLAPPEN

HINTER-
HAUPTLAPPEN   SCHLÄFENLAPPEN

KLEINHIRN

Die wichtigsten Areale des menschlichen Gehirns[10]

Die Stirnlappen – einer links und einer rechts – beginnen unten an der Stirn direkt über den Augen und reichen bis zum höchsten Punkt des Schädels. Wie die anderen Lappen umgeben sie die primitiveren Teile des Gehirns, die weiter innen angesiedelt sind.

Ich beuge mich über den frontalen Cortex, den vorderen oberen Teil des Stirnlappens, der ungefähr unter dem Haaransatz liegt. Diese große Region voller Falten und Furchen ist sowohl der jüngste als auch der am höchsten entwickelte Teil des menschlichen Gehirns. Er bestimmt, was uns zu einem denkenden, erinnerungsbegabten, problemlösenden Wesen mit Urteils- und Entscheidungsvermögen macht.

Der präfrontale Cortex befindet sich direkt hinter der Stirn. Dieser relativ kleine Teil der Großhirnrinde ist vielleicht am wichtigsten für unsere geistige Gesundheit, weil der präfrontale Cortex das kontrolliert, was wir Exekutive Funktionen nennen – hochkomplexe kognitive Leistungen wie zwischen Richtig und Falsch unterscheiden, unangemessenes, impulsives Verhalten unterdrücken und von der Gegenwart auf die Zukunft schließen. Langjährige neurowissenschaftliche Forschungen zu psychischen Erkrankungen lassen kaum einen Zweifel daran, dass Probleme im präfrontalen Cortex maßgeblich für psychische Erkrankungen verantwortlich sind. Wir wissen allerdings nicht, welche Probleme das genau sind, und allein durch einen Blick auf den frontalen Cortex werde ich bestimmt nicht schlauer.

Hinter dem Stirnlappen, getrennt von einer tiefen Furche *(sulcus)*, entdecke ich den Scheitellappen, einen weiteren großen Teil der gefalteten Hirnrinde. Der Scheitellappen koordiniert die Sinneswahrnehmungen, die vom Körper ans Gehirn gesendet werden und es uns erlauben zu fühlen, zu schmecken, uns zu bewegen und zu berühren. Er verortet uns im Raum, sagt uns, wo wir uns im Verhältnis zu unserer Umwelt befinden und wo unsere Körper anfangen und enden. Er befähigt uns auch zum Lesen und Rechnen.

Ich drehe das Gehirn auf die Seite und betrachte den Schläfenlappen, der hinter der Schläfe liegt, knapp über dem Ohr. Dieser Teil der Hirnrinde ist für die Verarbeitung von akustischen Signalen auf hohem Niveau zuständig, für das Hören und Verstehen von Sprache. Darunter, tief im Gehirn und meinen Blicken durch Schichten von kortikalem Gewebe entzogen, befindet sich der Hippocampus, der wegen seiner ungewöhnlichen, gekrümmten Form mit dem lateinischen Wort für »Seepferdchen« bedacht worden ist. Dieser evolutionsgeschichtlich primitive Teil des Gehirns speichert Langzeiterinnerungen. Außerdem funktioniert er wie ein GPS und sorgt dafür, dass wir uns im Raum bewegen und darin zurechtfinden können.

Ganz hinten versteckt sich das durch extrem feine Windungen gekennzeichnete Kleinhirn, das aus dicht zusammengedrängten Nervenzellen, den Neuronen, besteht. Es koordiniert unsere bewussten Bewegungen, also wie wir sitzen, gehen und sprechen. Direkt darüber – dort, wo wir einen Pferdeschwanz binden würden – befindet sich der vierte und letzte Lappen, der Hinterhauptlappen – eine Struktur, die visuelle Informationen verarbeitet und uns das Sehen ermöglicht.

Alle diese Hirnstrukturen sind unverzichtbar, wenn wir im Alltag funktionieren wollen. Wird der Hirnstamm im hinteren Bereich des Gehirns verletzt – der Teil, der Atmung, Herzschlag und andere Grundfunktionen steuert –, kann das zu Lähmung oder gar zum Tod führen. Dennoch ist der frontale Cortex die vielleicht wichtigste Hirnregion überhaupt: Ohne ihn stirbt man zwar nicht, doch er ist der Teil, der uns erst menschlich macht. Wird diese Hirnregion geschädigt, sind zahlreiche schwerwiegende Symptome die Folge – angefangen von Gedächtnisverlust über die Unfähigkeit, etwas zu planen oder zu organisieren, bis hin zu Problemen mit der Sprache, unangemessenem Verhalten und beeinträchtigtem Urteilsvermögen.

Am liebsten würde ich dieses Gehirn noch viel länger bewundern – das erste, das ich je in Händen gehalten habe –, aber Dr. Herman und ich müssen uns beeilen, wenn wir das Exemplar für unsere Untersuchungen konservieren wollen.

Vorsichtig lege ich das Gehirn auf ein großes Brett, das wiederum auf einem Eisbett liegt, und greife zu einem langen Skalpell mit rasiermesserscharfer Klinge.

»Stellen Sie sich vor, Sie würden Brot oder ein Steak schneiden«, erklärt mir Dr. Herman. »Halten Sie die Klinge senkrecht zur Gehirnoberfläche, und versuchen Sie jeden Schnitt parallel zum vorhergehenden auszuführen.«

Mit dem Gehirn in meiner Linken hebe ich mit der Rechten das Skalpell … und beginne zu schneiden. Durch die Kühlung ist das Gewebe fest geworden, und das Messer gleitet mühelos hindurch.

Mein erster Schnitt verläuft parallel zur Furche, die beide Gehirnhälften voneinander trennt. Dann schneide ich von vorn nach hinten in die linke Hirnhälfte, sodass ich gleichmäßige, etwas mehr als einen Zentimeter dicke Scheiben erhalte. Nach einer Weile erwärmt sich das Gehirn und wird weich und glitschig. Statt glatt aufs Schneidebrett zu gleiten, fallen die Scheiben nun in sich zusammen. Trotzdem mache ich weiter und bekomme mit jedem Schnitt mehr Übung.

Ich hebe jede Scheibe hoch und betrachte sie, während Dr. Herman auf Falten und Windungen deutet sowie auf die Ränder, die unterschiedliche Schattierungen von Rosagrau oder Weiß aufweisen. Sie markieren die Subregionen des Gehirns mit ihren grauen, neuronenreichen Arealen und den weißen Verbindungsfasern dazwischen. Je nachdem, wo sich die Scheibe befunden hat, kann sie Teile des Hippocampus, der Amygdala oder einer anderen Hirnstruktur enthalten.

Rasch legen wir jede Scheibe auf eine Glasplatte und tauchen diese in eine Mischung aus Trockeneis und einer flüchtigen organischen Verbindung namens Isopentan. Dadurch entsteht ein Kältebad mit der extrem niedrigen Temperatur von minus 86 °C. Die halbflüssige Mischung dampft und blubbert heftig, als wir das Gewebe hineingeben, und die Scheibe friert sofort, verfärbt sich innerhalb von Sekunden von blutig Rosa zu Weiß: eine Prozedur, die die Scheibe anatomisch erhält und die Zellwände daran hindert zu platzen, was bei langsamem Einfrieren automatisch passieren würde. Gleich darauf nehmen wir sie mit Zangen heraus und geben sie in einen Plastikbeutel, den wir versiegeln und mit dem ausgedruckten Barcode versehen.

Während das Gehirn anfangs noch an ein Stück rohes Fleisch erinnerte, sieht es jetzt eher aus wie Aufschnitt in einem Delikatessenladen. Ein Eindruck, der sich noch verstärkt, als die Laboranten in weißen Kitteln hereinkommen, um die Präparate in die Tiefkühltruhe des Labors zu bringen. Dort bleiben sie, bis wir in unserem Bestreben, die Geheimnisse des Gehirns zu lüften, Verwendung für sie haben.

Das menschliche Gehirn ist unglaublich komplex, doch die Erforschung von Geschöpfen, die deutlich schlichtere Gehirne aufweisen, verhilft uns zu wichtigen Erkenntnissen.

Dreißig Jahre bevor ich zur Leiterin der Gehirnbank am NIMH wurde, war ich Nachwuchsforscherin am Institut für Psychiatrie und Neurologie in Warschau. Ich besaß einen Master in Chemie und einen PhD in Medizinwissenschaft mit dem Fachgebiet Gehirn und Nervensystem. Mitte der 1980er-Jahre arbeitete ich an klinischen Studien über Medikamente mit, die von westlichen Firmen gegen Schizophrenie hergestellt wurden. Ich wohnte mit Mirek, der damals noch mein Freund war, sowie meinen beiden kleinen Kindern aus erster Ehe in einem winzigen Apartment.

Im August 1988 sollte sich unser Leben grundlegend ändern. In diesem Monat nahm ich auf Einladung eines deutschen Pharmakonzerns am Internationalen Kongress der Neuropsychopharmakologie in München teil. Ich sollte eine Schautafel zu bestimmten antipsychotischen Medikamenten präsentieren. Letztere sollen das Ausmaß von Halluzinationen und Psychosen verringern – die schlimmsten Symptome von Schizophrenie. Damals konnte ich noch nicht ahnen, dass sich mein Forschungsschwerpunkt von Behandlungsmethoden dieser schrecklichen Krankheit auf die Jagd nach den ihr zugrunde liegenden Ursachen verlagern sollte.

Ich kam mit gerade mal zwanzig Dollar – mein gesamtes Monatsgehalt – nach München und war auf Anhieb überwältigt vom westdeutschen Wohlstand. Doch dieser Kulturschock war gar nichts im Vergleich zu der Begeisterung, die mich erfasste, als ich auf der Konferenz von Dr. Daniel R. Weinberger, zum damaligen Zeitpunkt Psychiater am National Institute of Mental Health (NIMH), angesprochen wurde, der für seine Studien über Schizophrenie weltberühmt war. Kaum hatten wir uns kennengelernt, schlug Dr. Weinberger spontan vor, ich solle doch in seinem Labor als Postdoc arbeiten.

Ich konnte mein Glück kaum fassen. Das NIMH war die renommierteste medizinische Institution überhaupt. Diese auf psychische Störungen spezialisierte Einrichtung war Spitzenreiter, wenn es um die Erforschung der Krankheit ging, der ich mein Leben geweiht hatte – der Schizophrenie. Nie hätte ich zu träumen gewagt, eines Tages selbst am NIMH zu arbeiten.

Wenige Tage später kehrte ich nach Polen zurück und verkündete Mirek und meinen Kindern stolz, dass wir nach Amerika gehen würden. Sie waren genauso aus dem Häuschen wie ich. Polen war damals furchtbar trist und instabil – viele unglückliche Bürger dieses Landes träumten von den Freiheiten des Westens. Jeder wusste, dass die amerikanische Gesellschaft die freieste überhaupt ist.

Als Erste meiner Familie reiste ich im Frühling 1989 in die Vereinigten Staaten. Es war genau der Zeitpunkt, als Polen unvermittelt eine demokratische Wende vollzog, die den übrigen Ostblock mitzureißen schien. Am Tag nach meiner Ankunft fuhr mich Dr. Weinberger – der die nächsten dreiundzwanzig Jahre mein Chef sein sollte – zum NIMH-Gelände und stellte mich Dr. George Jaskiw vor, einem Psychiaterkollegen aus Kanada. Dr. Jaskiw wurde zu meinem begeisterten Mentor, und gemeinsam begannen wir die Geheimnisse der Schizophrenie zu ergründen, mit der ich mich schon im Rahmen der Medikamentenstudien in Warschau befasst hatte.

Dr. Jaskiw und ich forschten an Ratten, weil deren Gehirne dem Menschengehirn strukturell ähneln, selbst wenn sie, wie bereits erwähnt, längst nicht so raffiniert sind. Aber auch, weil Ratten ein komplexes Verhalten aufweisen, beispielsweise ein Arbeitsgedächtnis, kognitive Fähigkeiten und ein Sozialverhalten haben, was überaus nützlich ist, wenn man den Menschen verstehen will. Zunächst konzentrierten wir uns darauf, im Hippocampus lebender Ratten leichte Defekte zu kreieren, weil damalige Forschungsergebnisse nahelegten, dass Hippocampi bei Schizophrenen strukturell auffällig sind und daher nicht richtig funktionieren. Um die Verbindungen zwischen dem Hippocampus und dem präfrontalen Cortex im Gehirn neugeborener Ratten zu kappen, injizierten wir winzige Mengen von Neurotoxinen in den Hippocampus. Auf diese Weise schufen wir Gehirne, in denen die für Schizophrenie so wichtigen Areale falsch verschaltet waren. Wir wollten sehen, inwiefern sich unsere neurologisch veränderten Ratten von normalen Tieren unterschieden – vor allem, wie sie sich als ausgewachsene Tiere verhalten würden.

Bis dahin hatte ich das Skalpell noch nie bei einem Lebewesen angesetzt – sei es nun tot oder lebendig. Dennoch war ich begeistert über die Möglichkeit, an dieser Forschung mitzuwirken. Wir stürzten uns mit der Leidenschaft wissensdurstiger Wissenschaftler auf die Experimente. Als ich einmal ein ruhiges Fleckchen für ein Verhaltensexperiment mit Ratten brauchte, stellte ich die Käfige mit den Tieren in die Herrentoilette, hängte ein Schild auf, auf dem stand: LAUFENDES EXPERIMENT! NICHT BETRETEN!, und schloss die Tür ab. Ich war wild entschlossen, zu lernen und Erfolg zu haben. Dr. Jaskiw unterwies mich in Neuroanatomie, Neurochemie, Ratten-Physiologie und zeigte mir die besten Techniken zum Hirnsezieren. Gemeinsam arbeiteten wir mit Tausenden von Ratten.

Nach anderthalb Jahren verließ Dr. Jaskiw zu meinem großen Bedauern das NIMH, um seine Karriere an einem anderen Ort fortzusetzen. Ohne ihn war meine Arbeit eine noch viel größere Herausforderung. Manchmal weinte ich vor lauter Frust, wenn ich versuchte, winzige Strukturen in Nagergehirnen zu erkennen, mich mit den vertrackten Schneidemaschinen unseres Labors herumschlug oder entflohene Ratten einfangen musste, die sich unter den Schränken versteckten und ihre rasiermesserscharfen Zähne fletschten.

So schmerzhaft Dr. Jaskiws Weggang für mich war, so sehr zwang er mich auch, unabhängig zu werden – was zur bedeutendsten Entdeckung meiner gesamten Laufbahn führen sollte.

Schizophrenie ist eine zerstörerische Krankheit, die die Menschen schon seit Jahrtausenden quält. Heute ist etwa ein Prozent der Weltbevölkerung davon betroffen – über siebzig Millionen Menschen, zu denen mehr als drei Millionen in den Vereinigten Staaten[11] und über sieben Millionen in Europa gehören. Schizophrenie kann Menschen jedweder Herkunft, Kultur oder sozialen Schicht treffen. Die Symptome variieren von Person zu Person – und in gleichem Maße auch deren Reaktionen auf die Behandlungsmethoden. Viele Patienten leiden an Wahnvorstellungen, Halluzinationen und extremen Psychosen – Symptome, die man beispielsweise an Leuten sieht, die ziellos durch die Gegend irren und laut mit sich selbst reden. Viele Patienten mit Schizophrenie haben kognitive Defizite, sind nicht mehr in der Lage, Entscheidungen zu fällen oder logisch zu denken. Diese Defizite können insbesondere das Arbeitsgedächtnis betreffen, das daran beteiligt ist, Aufgaben Prioritäten zuzuweisen und diese dann entsprechend auszuführen. Eine erhebliche Anzahl der Kranken leidet an Depressionen und hat Probleme, Gefühle zu zeigen.

Noch bis vor Kurzem glaubten Psychiater, Schizophrenie wäre eine psychische Erkrankung, die durch Stress und eine falsche Erziehung versursacht würde, insbesondere durch den negativen Einfluss einer »schizophrenogenen Mutter«, die ihrem Kind nicht genügend mütterliche Wärme und Fürsorge entgegengebracht hat. Heute ist diese Theorie längst überholt. Wie wir inzwischen wissen, ist Schizophrenie eine Krankheit, die durch anormale Strukturen und Funktionen im Gehirn verursacht wird – so wie Herzerkrankungen durch geschädigte Arterien. Mit dem Unterschied, dass wir noch keinen »Fingerabdruck des Gehirns« für Schizophrenie haben.

In den 1940er- und 1950er-Jahren vermuteten Ärzte zu Recht, der frontale Cortex könnte etwas mit psychischen Erkrankungen zu tun haben, auch mit Schizophrenie. Damals begannen sie solche Erkrankungen mit einer frontalen Lobotomie zu behandeln – einer extrem invasiven Gehirnoperation, bei der mehrere Verbindungen innerhalb des präfrontalen Cortex oder vom präfrontalen Cortex zu anderen Hirnregionen durchtrennt wurden. Lobotomien, die von Anfang an höchst umstritten waren, raubten einigen Patienten die Persönlichkeit und den Verstand. (Diese abschreckenden Auswirkungen hielten die Königlich Schwe-

dische Akademie allerdings nicht davon ab, António Egas
Moniz, dem Neurologen, der die Prozedur entwickelt hatte,
1949 den Nobelpreis zu verleihen.)

Das Aufkommen antipsychotischer Medikamente Mitte
der 1950er-Jahre, die bei den meisten Patienten zumindest
einige der Symptome linderten, trug maßgeblich dazu bei,
diese selten brutale »Behandlung« zu verdrängen. Ein phar-
mazeutischer Durchbruch, der allerdings für viele Menschen
zu spät kam: Zwischen 1946 und 1956 wurden weltweit
schätzungsweise sechzig- bis achtzigtausend Lobotomien
durchgeführt[12].

Seit Mitte der 1990er-Jahre hat sich der Forschungsschwerpunkt bei psychischen Erkrankungen von psycholo-
gischen Studien, die Verhalten analysieren, hin zur Genetik
und zu Studien über chemische Verbindungen im Gehirn
(DNA, RNA und Proteine) verlagert. Sodass wir heute
nach vererbten Genen, mutierten Genen und falsch struk-
turierten Proteinen oder nach dysfunktionalen Leitungsbahnen suchen, die mit einem erhöhten Risiko für psychische Erkrankungen einhergehen. All das in der Hoffnung,
diese Leitungsbahnen mithilfe gezielter Therapien, die bestimmte Moleküle aktivieren oder aber bremsen, wieder in
den Normalzustand zurückversetzen zu können.

Dennoch sind die wissenschaftlichen Erkenntnisse zu
den Ursachen der Schizophrenie (und anderer psychischer
Störungen) nach wie vor bedrückend gering. Abweichungen bei vielleicht Hunderten oder sogar Tausenden Genen können erforderlich sein, damit sich die Krankheit
bei einem bestimmten Menschen manifestiert. Und aufgrund der großen Unterschiede zwischen den genetischen
Strukturen von Menschen mit Schizophrenie ist es noch

nicht möglich vorherzusagen, ob eine bestimmte Person Träger von genügend Risikovarianten ist, um daran zu erkranken.

Die Experimente, die ich in den 1990er-Jahren an Nagetieren vorgenommen habe, lieferten klare Beweise dafür, dass ein abweichendes Verhalten bei Ratten (und dementsprechend auch bei Menschen) bereits von geringfügigen Beeinträchtigungen des Gehirns ausgelöst werden kann, die sich dann in dauerhaften kognitiven Defiziten äußern. Die Ratten, deren Gehirne wir veränderten, hatten Schwierigkeiten bei der räumlichen Wahrnehmung und dabei, den Weg durch Labyrinthe mit Belohnungshäppchen zu finden. Im Vergleich zu normalen Ratten interessierten sie sich kaum für neue Orte und Gegenstände und interagierten auch weniger mit ihren Artgenossen. Daraus schlossen wir, dass sich wie bei unseren Ratten auch beim Menschen durch eine Vielzahl von Faktoren leichte Hirndefekte auslösen lassen – Faktoren, welche die Funktionsfähigkeit des sich noch entwickelnden Gehirns beeinträchtigen und dieses dauerhaft »entgleisen« lassen. Solche Faktoren könnten beim Menschen mütterliche Mangelernährung, Virusinfektionen und vermutlich noch viele weitere Einflüsse in Kombination mit defekten Genen sein, welche die molekularen Leitungsbahnen und die Verschaltung zwischen den Hirnregionen verändern. Unsere Erkenntnisse legten nahe, dass der frontale Cortex an der Entstehung von Schizophrenie maßgeblich beteiligt ist – was Dr. Weinberger und meine Kollegen vom NIMH bereits Ende der 1980er-Jahre vermutet haben.

Die gewonnenen Forschungsergebnisse stießen weltweit auf enormes Interesse und wurden als neonatales hippocampales Läsionsmodell für Schizophrenie bekannt, kurz als das Lipska-Modell. Dr. Jaskiw, Dr. Weinberger und ich haben unsere Erkenntnisse erstmals 1993 in einer Abhandlung beschrieben, die in der Zeitschrift *Neuropsychopharmacology*, dem offiziellen Organ des *American College of Neuropsychopharmacology*, veröffentlicht wurde[13]. Seitdem ist das Lipska-Modell in Hunderten von wissenschaftlichen Veröffentlichungen beschrieben und in zahlreichen Laboren überall auf der Welt wiederholt und auf andere Forschungsgebiete übertragen worden, einschließlich der Elektrophysiologie, der Genetik und der Kognitionsforschung. Es diente auch als Anhaltspunkt für die Entwicklung neuer Medikamente, die kognitive Defizite bei Schizophrenie eventuell positiv beeinflussen können. 1996 wurde unser Modell mit einem US-Patent für das Testen und Entwickeln neuer Antipsychotika belohnt[14].

2002 wurde ich Leiterin des molekularbiologischen Labors am NIMH, wo ich damit fortfuhr, die chemischen und genetischen Gehirnabweichungen von psychisch Kranken zu untersuchen. Es folgte ein sehr arbeits- und erfolgreiches Jahrzehnt für mich – trotz eigener schwerer Krankheitserfahrungen: 2009 bekam ich Brustkrebs und 2011 ein Melanom – die bösartigste Form von Hautkrebs überhaupt. Ich war fest davon überzeugt, beides besiegt zu haben, und schaute wieder nach vorn. Wie fast alle am NIMH war ich begeistert von den unglaublichen Möglichkeiten der Genforschung – auch in Bezug auf unser Bestreben, die Geheimnisse einer Krankheit wie Schizophrenie zu enträtseln. Zu wissen, wo diese Gene sitzen, wie sie funktionieren und wie sie Informationen in Zellen und Gewebe transportieren, kann jeden Wissenschaftssektor entscheidend voranbringen – auch die Erforschung psychischer Erkrankungen. Und tatsächlich entdeckten Forscher aus diesem Bereich nach und nach Tausende von Risikogenen bei Menschen mit verschiedenen psychischen Erkrankungen.

Im Jahr 2013 werde ich zur Leiterin der Gehirnbank ernannt und stürze mich begeistert auf diesen neuen aufregenden Karriereabschnitt. Meine Arbeit an Ratten- und Menschengehirnen hat mir breite Anerkennung im Kollegenkreis verschafft und mir zwanzig Jahre nach meiner ersten Abhandlung zu diesem Thema die Verantwortung über so viele kostbare menschliche Präparate beschert.

Trotz der vielen Entdeckungen im Fachgebiet psychische Erkrankungen versteht die Wissenschaft nach wie vor nicht ganz, was genau in den Gehirnen psychisch Kranker nicht funktioniert. Um herauszufinden, wie sich das reparieren lässt, wird man sicherlich noch viele Jahrzehnte und das hartnäckige Engagement aller damit befassten Forscher benötigen.

Und trotz meiner Krebserkrankungen arbeite ich hart, veröffentliche mehrere Artikel und teile meine Forschungsergebnisse mit Hunderten anderer Wissenschaftler, die sich ebenfalls mit defekten Genen und den von ihnen verursachten Problemen beschäftigen.

Als ziemlich aktive Person lege ich die dreißig Kilometer zu meinem Büro mit dem Rad zurück, arbeite ganztags, um dann wieder mit dem Rad zu unserem ruhig gelegenen Vorstadthaus zurückzukehren. Abends sitzen Mirek und ich dann beim Essen auf unserer Veranda wie an Deck eines Schiffes, das durch ein grünes Meer aus Wald und Gras segelt. Wir freuen uns an den vielen Vögeln, den riesigen Spechten mit ihren roten Hauben, den winzigen Zaunkönigen, die in unseren Blumentöpfen Nester bauen, und an den bunten Kolibris, die sich von unseren roten Fleißigen Lieschen ernähren ... und sind rundum zufrieden mit unserem Leben.

Alles scheint bestens – doch schon sehr bald werde ich mich fragen, ob sich die Ratten aus meinen früheren Experimenten nicht vielleicht an mir rächen: Denn die gleiche Hirnstruktur, die ich bei Tausenden von Nagern sabotiert habe, funktioniert auch bei mir plötzlich nicht mehr richtig. Allerdings nicht wegen eines Neurotoxins, das mir in den Hippocampus injiziert wurde und meinen frontalen Cortex schädigt. Die Ursache ist etwas deutlich Simpleres und mir weitaus Vertrauteres: Krebs.

ZWEI

Die verschwindende Hand

Anfang Januar 2015, etwa zweieinhalb Jahre nachdem ich zum ersten Mal ein menschliches Gehirn in die Hand bekommen habe, beschließe ich, mir einen Traum zu erfüllen, den ich schon seit Jahren hege: Ich möchte am Ironman-Triathlon teilnehmen. Obwohl ich bereits mehrere Triathlons mit Olympischer Distanz absolviert habe, habe ich mich noch nie an so eine Herausforderung wie den Ironman gewagt, bei der man laufend, schwimmend und radfahrend 226,25 Kilometer zurücklegen muss. Doch es heißt jetzt oder nie, denn es ist meine letzte realistische Chance, bevor ich zu alt für solche sportlichen Herausforderungen bin. Ich habe vor, mit einem Personal Coach zu trainieren und noch in diesem Sommer oder Herbst einen Half-Ironman zu absolvieren – mit drei Etappen, die insgesamt eine Distanz von 113 Kilometern ergeben. Wenn das gut klappt, werde ich es im Jahr darauf mit dem richtigen Ironman versuchen – und das im fortgeschrittenen Alter von fünfundsechzig!

Das wird mich enorme Anstrengungen kosten, aber ich fühle mich gut gerüstet, außerdem ist der Zeitpunkt ideal: Mirek und unsere beiden Kinder, die mir vor ungefähr sechsundzwanzig Jahren aus Polen gefolgt sind, haben sich längst in der neuen Heimat eingewöhnt und sich ein wunderbares Leben aufgebaut. Auch sie sind erfolgreich und glücklich. Mirek ist Computeringenieur bei einem großen Softwarekonzern, meine Tochter Kasia Endokrinologin an der Ayle School of Medicine, wo sie sich der Diabetesforschung verschrieben hat, und mein Sohn Witek Hirnforscher am Brain Modulation Lab der University of Pittsburgh. Beide Kinder führen glückliche Beziehungen. Kasia und ihr Mann Jake haben sogar zwei kleine Söhne, unsere heiß geliebten Enkel Lucian und Sebastian, die rasch größer werden. Und Mirek und ich können auf dreißig Jahre Eheglück zurückblicken.

Jetzt, wo es meiner Familie gut geht und meine Karriere läuft wie geschmiert, kann ich auch meinen Hobbys mehr Zeit widmen – und das ist vor allem Sport. Ich bin besessen von dem Wunsch, schlanke, kräftige Muskeln zu entwickeln, mich nicht nur gesund und fit zu fühlen, sondern auch so auszusehen. Ich bin in Bestform und ganz wild darauf, noch athletischer zu werden, während ich mich auf meine bislang größte körperliche Herausforderung vorbereite.

In den ersten Neujahrstagen engagiere ich einen Coach und beginne mit meinen Vorbereitungen auf den Half-Ironman. Ich kaufe mir mein Traumrad, ein weißes Cannondale Evo-Rennrad aus Carbon mit allem Drum und Dran wie einer Ultegra-Elfgangschaltung und Vollcarbonrädern. Da ich beim Schwimmen am langsamsten bin, will ich mich den Winter über auf meine Schwimmtechnik konzentrieren. Mehrmals die Woche stehe ich noch vor Tagesanbruch auf und gehe in ein nahe gelegenes Bad, um vor der Arbeit achtzig bis hundert Bahnen – also etwa zwei bis zweieinhalb Kilometer – zu schwimmen.

Als ich an einem Donnerstagmorgen Ende Januar nach meinen ersten Trainingseinheiten aus dem Becken klettere, ist mir auf einmal schwindelig.

Bestimmt hast du übertrainiert oder bist unterzuckert, beruhige ich mich.

Ich freue mich auf einen schönen, produktiven Tag. Schon morgen werde ich auf eine Hirnforschungskonferenz nach Montana fahren, um Witek und seine Freundin Cheyenne zum Arbeiten und Skifahren zu treffen: Ich bin schon ganz aufgeregt! Doch während ich zur Arbeit fahre, habe ich das seltsame Gefühl, dass irgendetwas nicht stimmt. Beim Fahren bin ich zittrig, ohne mir erklären zu können, woher das kommt.

Im Büro setze ich mich hin und esse erst mal eine Schüssel Porridge, den ich von zu Hause mitgenommen habe. Ich strecke den Arm aus, um den Computer einzuschalten.

Mein Magen zieht sich schmerzhaft zusammen:

Meine rechte Hand ist weg.

Ich kann sie nicht sehen. Sie ist verschwunden.

Ich bewege meine Hand nach links.

Da ist sie, sie ist wieder da!

Aber als ich sie ein weiteres Mal von rechts unten an die Computertastatur heranführe, verschwindet sie erneut. Ich wiederhole die Bewegungen, und es passiert jedes Mal das Gleiche: Immer wenn ich meine Hand in das untere rechte Viertel meines Gesichtsfelds bringe, verschwindet sie vollständig, so als wäre sie mir am Handgelenk abgehackt worden.

Mit aufsteigender Panik versuche ich immer wieder von

vorn, meine verschwindende rechte Hand zurückzugewinnen. Aber sobald sie besagten Bereich meines Gesichtsfelds erreicht, ist sie weg. Wie bei einem beängstigenden, hypnotisierenden und völlig unerklärlichen Zaubertrick. Oder aber …

Ein Hirntumor.

Sofort versuche ich diesen Gedanken zu verdrängen.

Nein! Das kann nicht sein.

Ich bin mir sicher, meinen Stadium-III-Brustkrebs sowie mein 1B-Melanom vor drei Jahren überwunden zu haben. Aber Brustkrebs und Melanome bilden oft Metastasen im Gehirn. Ich weiß, dass ein Hirntumor im Hinterhauptlappen, der hinteren Hirnregion, die für die Sehfähigkeit verantwortlich ist, die wahrscheinlichste Erklärung für diesen bizarren Sehverlust darstellt. Und ich weiß auch, dass jeder Hirntumor aufgrund von Metastasen – also streuenden Krebszellen – eine ganz schlechte Nachricht ist.

Ein Hirntumor wäre einfach zu grausam und zu tödlich – es muss etwas anderes sein. Vielleicht die Nebenwirkung des Antibiotikums, das ich gegen eine Infektion einnehme. Schnell googel ich Doxycyclin: Sehstörungen und Halluzinationen sind als Nebenwirkungen genannt – sehr seltene zwar, aber doch dokumentiert.

Genau das *muss* das Problem sein.

Extrem erleichtert gehe ich zum Besprechungsraum, wo ich mich mit einigen Gastwissenschaftlern treffe. Als alle versammelt sind, diskutieren wir darüber, wie Gene im präfrontalen Cortex von Schizophreniepatienten agieren.

Aber ich kann mich nicht auf die Präsentation konzentrieren. Sobald ich auf den Bildschirm oder meinen Kollegen ins Gesicht sehe, fehlen Teile wie bei einem surrealistischen Gemälde oder unvollständigen Puzzle. Obwohl das fehlende Stück weniger als ein Viertel meines Gesichtsfelds ausmacht, jagt mir diese Leerstelle einen Riesenschrecken ein.

Es fühlt sich an, als hätte ich ein Loch im Gehirn. Unerbittlich ruft es mir die Erkrankung ins Bewusstsein, die ich nicht zulassen kann:

Ein Hirntumor.

Ich bemühe mich verzweifelt, den Anschein zu erwecken, als würde ich an der Besprechung teilnehmen. Aber der Gedanke hat sich längst festgesetzt: *Hirntumor. Hirntumor. Hirntumor.*

Nach einer quälenden Stunde verlasse ich abrupt den Besprechungsraum und eile zurück in mein Büro. Dort sitze ich eine Weile am Schreibtisch, lege die Stirn auf seine kühle Arbeitsfläche und versuche aus dieser bizarren Situation schlau zu werden. Doch sosehr ich auch darüber nachdenke und sie aus allen möglichen Blickwinkeln betrachte: Es gibt für dieses Symptom nur eine wahrscheinliche Erklärung – die, die mir am allermeisten Angst macht.

Ich muss hier raus. Ich muss nach Hause.

Ich laufe in die Garage, steige in mein Auto und fahre nach Annandale, während mir das Herz bis zum Hals schlägt.

Zu Hause liegen schon meine Ski und mein Helm bereit, meine Koffer sind gepackt. Ich werfe einen letzten Blick auf meine Notizen und Konferenzunterlagen, kontrolliere, ob ich auch alles habe, was ich brauche. Gleich morgen früh werde ich nach Big Sky, Montana, zur jährlichen Winterkonferenz der Hirnforschung fliegen. Da ich in diesem Jahr zu ihrer Vorsitzenden gewählt worden bin, war ich an der Organisation dieses Treffens beteiligt, zu dem fünfhundert Neurowissenschaftler aus aller Welt erwartet werden. Ich soll auch die Eröffnungsrede halten, die ich sorgfältig vorbereitet habe.

In den letzten vierundzwanzig Jahren habe ich dieses Treffen alljährlich herbeigesehnt. Mit seiner Mischung aus Arbeit und sportlichem Vergnügen ist es meine absolute Lieblingskonferenz: Vormittags tauschen wir uns über Gehirnfunktionen, psychische Erkrankungen und Drogensucht aus. Dann folgt eine mehrstündige Pause, in der wir Ski fahren und uns im Sessellift mit Kollegen über unsere Forschung austauschen. Am Nachmittag kommen wir erneut zu Besprechungen zusammen und arbeiten häufig bis spät in die Nacht hinein.

Dieses Jahr freue ich mich ganz besonders darauf, weil mein Sohn Witek auch auf der Konferenz sein wird. Wir werden zusammenarbeiten und anschließend mit Cheyenne Ski fahren gehen. Der Wetterbericht ist fantastisch – für die nächsten fünf Tage ist Schnee angesagt –, und ich kann es kaum erwarten, auf die Piste zu kommen, die klare Luft und den eiskalten Fahrtwind zu spüren, wenn ich den Hang hinunterwedle und der Schnee um mich herum hochwirbelt.

Ich liebe das Skifahren noch mehr als die Wissenschaft. Es gibt mir ein Gefühl von Schwerelosigkeit, schenkt mir eine unglaubliche Leichtigkeit, das Empfinden von Freiheit, wenn ich bis an meine Grenzen gehe. Es ist riskant und eine echte Herausforderung, mich zwischen den eng stehenden

Bäumen hindurchzuschlängeln oder über die Felsen ins weiße Nichts zu springen. Dabei müssen ununterbrochen Entscheidungen gefällt werden, außerdem muss man sich auf die Wendigkeit des eigenen Körpers, auf sein Sehvermögen und seine kräftigen Muskeln verlassen können. Und dann diese fantastische Landschaft! Riesige Berge, wohin das Auge schaut, glitzernder Schnee und das süße Gefühl, mitten im Paradies zu sein.

Doch meine Sehstörungen belasten mich sehr. Ich kann nach wie vor nichts erkennen, was sich im unteren rechten Quadranten meines Gesichtsfelds befindet.

Ich versuche die wachsende Panik zu unterdrücken. Ich kann einfach nicht akzeptieren, dass dieses merkwürdige Phänomen ernst genug ist, um mich an meiner Montana-Reise zu hindern. Es muss überhaupt nicht das sein, was ich vermute, denn das wäre der absolute Supergau. Ich werde nicht zulassen, dass mir das Wort *Tumor* auch nur über die Lippen kommt!

Aber im Unterbewusstsein weiß ich genau, dass meine Lage gefährlich sein kann. Ich muss handeln – und zwar schnell! Ich rufe unseren Hausarzt Eugene Shmorhun an und bitte ihn um einen kurzfristigen Termin. Es ist später Nachmittag, und seine Sprechzeit ist fast vorbei, dennoch willigt er ein, mich sofort zu untersuchen. Ich gebe weder Mirek noch sonst irgendwem Bescheid, möchte niemanden beunruhigen – und mir diese furchtbare Möglichkeit schon gar nicht selbst eingestehen.

Dr. Shmorhun ist seit fast sechsundzwanzig Jahren unser Hausarzt – seit wir aus Polen hergezogen sind. Als wir seine Patienten wurden, war er noch ein junger Mann, hochgewachsen und gut aussehend, hatte seine Privatpraxis gerade erst eröffnet. Mit den Jahren sind wir gemeinsam älter geworden und haben miterlebt, wie unsere Haut langsam erschlafft ist und unsere Körper rundlicher geworden sind. Wir haben Witze über unser nachlassendes Hör- und Sehvermögen gemacht. Genau wie Mirek und ich joggt und radelt auch Dr. Shmorhun gern, und wir unterhalten uns oft über unsere neuesten Wettkämpfe, sind einander eng verbunden.

In all der Zeit hat Dr. Shmorhun unsere Familie vor zahlreichen Minikatastrophen bewahrt, so auch bei meinem Bandscheibenvorfall oder beim Gerinnsel in der Schlüsselbeinvene meines Mannes. Er war auch an unserer Seite, als ich das erste Mal gegen den Krebs ankämpfte – ein Kampf, der mich meine linke Brust kostete. Ende 2011 entdeckte er dann noch ein Melanom hinter meinem Ohr, das der Hautarzt übersehen hatte. Da mein erster Mann an einem Melanom gestorben ist, war ich entsetzt über die Diagnose, aber Dr. Shmorhun hat uns auch durch diesen emotionalen Wirbelsturm geleitet. Seitdem habe ich mir erlaubt, optimistisch in Bezug auf meine Gesundheit zu sein, und meine Familie hält es genauso. Bis heute war ich mir sicher, das Schlimmste überstanden zu haben. Nach einer schmerzhaften Operation und Bestrahlung, die eine Remission des Melanoms erzielten, wurde ich von meinen Onkologen gewarnt: Es gebe eine 30-prozentige Wahrscheinlichkeit, dass es zurückkommt. Aber ich habe nur mit den Schultern gezuckt: *Kommt gar nicht infrage*, habe ich gedacht. *Das kommt nie mehr zurück.*

Aber als ich Dr. Shmorhun gegenübersitze und ihm meine Sehstörung beschreibe, lässt meine Zuversicht nach.

»Es ist das Auge, es muss das Auge sein!«, sage ich. Das kann unmöglich was mit meinem Gehirn zu tun haben.

Während er mich untersucht, spreche ich immer schneller. »Ich nehme doch das Doxycyclin ein, das diese Nebenwirkung haben kann«, sprudelt es nur so aus mir hervor. »Ich hab danach gegoogelt.«

Los, mach schon!, denke ich. *Ich hab keine Zeit zu verlieren! Morgen früh geht mein Flug, und dann beginnt meine fantastische Reise. Bringen wir es hinter uns – und zwar schnell!*

Dr. Shmorhun fährt damit fort, mein Sehvermögen zu testen, meine Augen, meine neurologischen Reaktionen. Ich bemerke sein ernstes Gesicht, sein fehlendes Lächeln. Seine Fassade bröckelt.

»Kein Grund zur Sorge!«, versichere ich ihm. »Das kann schon mal vorkommen.«

»Ich glaube nicht, dass es an Ihrem Auge liegt«, sagt er.

Ich erstarre. Denn wenn es nicht das Auge ist, ist es das Gehirn.

»Sie können nicht das Geringste in Ihrem unteren rechten Quadranten erkennen – weder mit beiden Augen noch wenn das linke oder das rechte Augen geschlossen ist. Ansonsten sehen Sie alles ganz normal. Das lässt vermuten, dass mit Ihren Augen und Sehnerven alles in Ordnung ist. Aber die Hirnregionen, die die visuellen Informationen aus dem unteren rechten Gesichtsfeld verarbeiten, scheinen irgendein Problem zu haben. Ich möchte, dass Sie sofort zur Augenärztin gehen.« Er verlässt den Raum, um die Kollegin anzurufen.

Ich bin starr vor Angst.

Neben unseren Augen brauchen wir auch unser Gehirn,

um sehen zu können. Die Augen nehmen die visuellen Informationen aus der Umwelt auf, danach werden sie von den Sehnerven zum Hinterhauptlappen oder visuellen Cortex gesendet – der Teil der Großhirnrinde, in dem sie verarbeitet werden. Hat man ein Problem im linken Auge, kann man links nichts sehen. Hat man dagegen ein Problem in einem Bereich des visuellen Cortex im Gehirn, wird keines der beiden Augen in der Lage sein, den jeweiligen Bereich des Gesichtsfelds zu erkennen – und genau das ist mein Problem.

Ich rufe Mirek und Kasia an, sage ihnen, dass ich bei Dr. Shmorhun in der Praxis bin, weil ich im unteren rechten Quadranten meines Gesichtsfelds nichts sehen kann. Kasia ist sehr besorgt, doch ich bestehe darauf, dass es nichts Ernstes ist. Ich sage, dass ich mich nach meinem Besuch bei der Augenärztin wieder melden werde.

Die Augenärztin, Dr. Julie F. Leigh, hat ihre Praxis direkt gegenüber. Sie testet mein Sehvermögen, weitet meine Pupillen, leuchtet mit einem starken blauen Licht tief in meine Augen. Ihr hübsches junges Gesicht ist nur wenige Zentimeter von meinem entfernt, ihre langen, funkelnden Ohrringe berühren fast meine Wangen. Ich mag den dezenten Duft ihres Parfüms. Sie kann keinerlei Auffälligkeiten an Sehnerven oder Netzhaut feststellen, keine Trübung der Linsen. Aber als sie sich zurücklehnt, ist ihr Lächeln erloschen und ihr Blick traurig.

»Ich fürchte, es ist Ihr Gehirn«, sagt sie. »Da muss was in Ihrem Hinterhauptlappen sein. Wir müssen weitere Untersuchungen vornehmen.«

Ich eile zurück in die Hausarztpraxis, die mittlerweile geschlossen hat, aber Dr. Shmorhun erwartet mich an der dunklen Rezeption mit Mirek, der gerade eingetroffen ist. Mireks Anwesenheit wirkt immer beruhigend auf mich. Obwohl er mit anderthalb Jahren Kinderlähmung hatte und nach wie vor deutlich humpelt – der Polio-Impfstoff war in Polen bis Ende der 1950er-Jahre nicht erhältlich –, ist er ein fantastischer Radsportler mit kräftigen Muskeln in beiden Armen und seinem dominanten Bein. Er ist ein Intellektueller, herzlich und sensibel, mit einem schrägen, aber nie verletzenden Sinn für Humor. Ich habe eine starke Persönlichkeit, lache oft und laut und kann ziemlich stur sein. Aber Mirek liebt mich so, wie ich bin, und unterstützt mich bei all meinen Plänen.

Jetzt schaue ich ihn Trost suchend an, auch wenn ich absichtlich ein Stück von ihm und Dr. Shmorhun entfernt stehen bleibe. Meine tapfere Fassade beginnt zu bröckeln.

»Wir müssen so bald wie möglich eine MRT von Ihrem Gehirn machen«, sagt Dr. Shmorhun.

»Aber ich verreise morgen früh! Ich habe Flugtickets!«, erwidere ich. »Ich bin die Vorsitzende der Konferenz, ich muss dahin!« Die Worte sprudeln nur so aus mir heraus. »Ich muss unbedingt dorthin, ich muss Ski fahren, ohne mich gibt es keine Konferenz, ich bin dort *unentbehrlich!*« Ständig wiederhole ich dasselbe – wie ein Kind, das seine Eltern verzweifelt überreden will, es abends länger aufbleiben zu lassen.

Dr. Shmorhun ist normalerweise leicht zu überzeugen, aber heute bleibt er hart. »Ich darf Sie nirgendwohin lassen, bevor wir das nicht geklärt haben«, sagt er. »Eine Reise könnte gefährlich sein. Wir müssen schnellstmöglich eine

Magnetresonanztomografie machen lassen. Sie müssen eine Praxis finden, die Sie gleich morgen einschieben kann.« Mirek schlägt sich auf seine Seite.

Eine Stunde lange streite ich mich mit ihnen herum – so leicht bringt man mich nicht von meinen Plänen ab. Aber die beiden lassen nicht locker, sodass ich schließlich klein beigebe.

Na gut, sage ich mir. *Wenn es sie glücklich macht, lasse ich eben diese MRT machen und verschiebe meine Reise um einen Tag.*

Mirek und ich treten in getrennten Autos den Heimweg an. Ich fahre dicht hinter ihm her, weil mein eingeschränktes Sehvermögen das Fahren erschwert. Es ist dunkel, und ich habe Mühe, den gewundenen, vereisten Straßen zu folgen. Sosehr ich mich auch anstrenge, gelingt es mir nicht, in der Fahrbahnmitte zu bleiben.

Zu Hause angekommen, rufe ich die Fluggesellschaft an und verschiebe meine Reise um einen Tag. Ich telefoniere auch mit Witek und fordere ihn auf, trotzdem nach Big Sky zu fliegen, auch wenn ich erst später dort eintreffen werde. Er hat am nächsten Tag, dem 23. Januar, Geburtstag, und ich finde es schrecklich, nicht bei ihm sein zu können. Ich rufe noch ein paar Freunde an, die ebenfalls auf die Konferenz fahren. »Ihr könnt euch nicht vorstellen, was gerade passiert ist!«, sage ich mit betont munterer Stimme. »Ich sehe nicht gut und muss das untersuchen lassen, bevor ich zu euch stoße. Ich komme einfach einen Tag später.« Ich versuche mir meine Angst nicht anmerken zu lassen.

Früh am nächsten Morgen gehen wir zu einer nahe gelegenen Praxis, um eine MRT machen zu lasen. Ich bestehe darauf, selbst hinzufahren, weil ich immer fahre und möchte, dass alles ganz normal ist. Aber ich fahre katastrophal, kurve in Schlangenlinien die Straßen entlang. »Es geht mir bestens!«, herrsche ich Mirek an, als er darum bittet, das Steuer übernehmen zu dürfen. »Lass mich in Ruhe!«

Irgendwie schaffen wir es, das MRT-Zentrum unfallfrei zu erreichen. Die Frau an der Rezeption nimmt meine Daten auf. Erst da realisiere ich, dass man mich auf einen eventuellen Hirntumor scannen wird.

Mir ist schlecht vor Angst, als ich mich auf die Untersuchung vorbereite, die vielleicht etwas Schreckliches offenbaren wird. Eine Arzthelferin hängt mich an einen Tropf, über den ich eine Kontrastflüssigkeit zugeführt bekomme, die von meinem Hirngewebe aufgenommen wird. Mithilfe eines computergestützten Systems werden Bilder (Scans) von meinem Gehirn gemacht, die dann von den Ärzten auf Tumoren, Schlaganfälle, Nervenschäden und andere Abweichungen untersuchen werden, die von Röntgenstrahlen, Computertomografien (CTs) und Ultraschall nicht zuverlässig erkannt werden können.

Eine Laborantin fährt mich in die enge Röhre des MRT-Geräts und schaltet den lauten Magneten ein. Eine Stunde liege ich reglos darin, bevor der Scan beendet ist und man mich endlich befreit. Als wir nach Hause fahren, um dort auf die Ergebnisse zu warten, sitzt Mirek am Steuer. Ich bin völlig erschöpft, vollkommen kraftlos von dem Stress der Scan-Prozedur, aber auch von der Angst vor dem, was mich erwarten könnte.

Am späten Vormittag sind wir zurück. Mein Flug geht schon am Nachmittag. Ich packe um, packe neu, lege dies und das dazu: ein Extrapaar warme Handschuhe und Socken, die Sonnenmilch, die ich beinahe vergessen hätte …

und hoffe, dass der Arzt sich bald mit der einzig möglichen Nachricht melden wird: dass es kein Tumor ist.

Aber das Unmögliche geschieht.

Gegen elf Uhr klingelt das Telefon. Ich gehe ran und lasse mich auf einen Stuhl sinken, während Mirek zu mir in die Küche eilt.

»Es tut mir so leid«, sagt Dr. Shmorhun. »Ich weiß wirklich nicht, wie ich Ihnen das beibringen soll.« Ihm versagt die Stimme, und er macht eine kurze Pause. »Der Scan hat drei Tumoren in Ihrem Gehirn gefunden«, fährt er schließlich fort. »Sie müssen sofort ins Krankenhaus. Einer davon blutet, was stark auf ein Melanom hinweist. Das kann sehr gefährlich sein.«

Mirek muss mir nur ins Gesicht sehen, um zu wissen, dass unser Leben eine tragische Wendung genommen hat.

Ich denke übers Wetter nach.

Es ist ein schöner sonniger Tag in Washington und Umgebung. Für den Nachmittag und den morgigen Tag sind Schneestürme angesagt. Und in Montana wird es schneien.

Ich versuche mich aus meinem Küchenstuhl zu erheben, bin aber wie gelähmt.

Ich werde sterben.

Kurz habe ich diesen Gedanken, blende ihn aber mit aller Kraft aus und werde sofort aktiv. Meine Reaktion auf Notfälle aller Art besteht darin, einen vernünftigen, klar durchdachten Plan zu schmieden, um die Situation so weit wie möglich in den Griff zu bekommen.

Ich beende das Gespräch mit Dr. Shmorhun und wähle sofort die Nummer von meinem Sohn. »Witek, ich kann nicht nach Big Sky kommen. Ich habe mehrere Gehirntumoren«, sage ich. »Es tut mir so leid. Du hast Geburtstag, und ich kann nicht bei dir sein.« Er ist natürlich schockiert, und ich fühle mich wie eine Rabenmutter, weil ich meine Familie schon wieder solchen Ängsten aussetze. Ich rufe Kasia in New Haven und meine Schwester Maria in Boston an. Beide sind fassungslos. Ich rufe Kollegen auf der Konferenz an und schlage vor, dass sie einen ehemaligen Vorsitzenden bitten, für mich einzuspringen und meine Rede zu halten, die ich ihm mailen werde. Auch sie sind erschüttert.

Meiner Familie und auch mir selbst zuliebe bin ich fest entschlossen, mich der bestmöglichen Behandlung zu unterziehen, und beginne zu recherchieren, welche Möglichkeiten ich habe. Indem ich mich auf eine Strategie konzentriere, halte ich mich davon ab, mich mit meinen Tumoren zu befassen, die in diesem Moment in meinem Gehirn vor sich hin wuchern.

Ich rufe Dr. Claudine Isaacs an, meine Brustkrebs-Onkologin vom Georgetown University Hospital. »Etwas Schreckliches ist passiert. Ich habe mehrere Gehirntumoren«, sage ich. »Vielleicht sind es Brustkrebsmetastasen. Aber einer der Tumoren blutet, deshalb denkt mein Hausarzt, dass es ein Melanom ist. An wen sollte ich mich wenden?«

Als sie mir antwortet, höre ich ihr die Betroffenheit deutlich an. Sie rät mir, sofort in die Notaufnahme des Georgetown University Hospital zu gehen und mich bei Dr. Michael B. Atkins, einem auf Melanome spezialisierten Onkologen, zu melden, der phänomenal sein soll. Sie verspricht, ebenfalls dorthin zu kommen.

Im Flur warten meine Ski und starren mich an – elegante, wunderschöne Rossignols, die ich mir erst letztes

Jahr gekauft habe. Sie reagieren schon auf die kleinste Bewegung meiner Füße, meiner Zehen – ja sogar auf meine Gedanken, so kommt es mir zumindest vor. Mit ihnen sause ich mühelos durch den Schnee, in einer einzigen fließenden Bewegung. Jetzt sause ich ins Krankenhaus und muss sie zurücklassen.

Es ist ein Freitagnachmittag vor einem Schneesturm – kein guter Zeitpunkt, um eine Notaufnahme aufzusuchen. Mein Blutdruck ist extrem hoch – vielleicht aus Angst, vielleicht wegen des blutenden Hirntumors. Die Schwestern geben mir Steroide, damit das Gehirn aufgrund der Reizung durch den blutenden Tumor nicht anschwillt. Hinter einem dünnen Vorhang liege ich stundenlang auf einer Liege. Um mich herum nichts als hastige Schritte, Weinen und Schreie: die Geräuschkulisse von Leid und gefährdeten Menschenleben. Es ist niederschmetternd, gerade mal drei Jahre nach einer Hautkrebs-Operation wieder in dieser Welt gelandet zu sein.

Ärzte kommen und gehen, sie stellen alle die gleichen Fragen. Immer wieder sage ich: »Ich kann rechts unten nichts mehr sehen. Meine MRT zeigt Gehirntumoren, und einer davon blutet. Ich hatte Brustkrebs und ein Melanom.«

Wie sich herausstellt, ist Dr. Atkins an diesem Tag nicht im Dienst, dafür lässt sich Dr. Isaacs kurz blicken und spricht ein paar aufmunternde Worte. Dann geht sie wieder. Weitere Ärzte wechseln sich in der Notaufnahme ab. Ein Neurochirurg schaut vorbei und spricht sich gegen eine Hirnoperation, aber für eine Bestrahlung aus, was sicherer sei, als an meinem Gehirn herumzuschnippeln. Ein Radio-

Onkologe kommt und empfiehlt dasselbe. Entscheidungen werden keine gefällt. Wir warten stundenlang.

Währenddessen ruft Maria immer wieder aus Boston an, wo sie als Physikerin die Radiotherapie auf der Krebsstation im Brigham and Women's Hospital leitet.

»Komm nach Brigham«, sagt sie. »Unsere Ärzte sind die besten. Ich habe schon mit Dr. Aizer gesprochen, der sich auf Bestrahlungen bei Krebs spezialisiert hat. Er sagt, dass zuerst operiert und dann bestrahlt werden sollte.«

Wie soll das denn gehen? Ich liege hier mit einem blutenden Hirntumor in der Notaufnahme. Obwohl ich so viele Jahre mit der Erforschung des Gehirns verbracht habe, bin ich doch keine Neurologin und auch keine Ärztin. Ich weiß nicht wirklich, was mir zustoßen kann. Wird der Tumor platzen und mein Gehirn mit Blut überschwemmen? Und wird mich das nicht umbringen? Besser, ich bleibe, wo ich bin. Aber Maria will unbedingt, dass ich von den Ärzten untersucht werde, die sie kennt und denen sie vertraut. Was soll ich also tun?

Kurz nach acht Uhr abends teilt sich der dünne Vorhang, und Witek und Cheyenne tauchen auf. Sie haben ihren Flug nach Montana abgesagt und sind aus Pittsburgh angereist. Wie ich mich freue, sie zu sehen! Trotz meiner Angst und Verzweiflung bin ich überglücklich, dass sie da sind. Kurz darauf trifft auch Kasia ein. Sie hat den Acela Express aus New Haven genommen und es gerade noch vor dem Sturm hergeschafft. Mirek und ich sind so froh, dass alle hier versammelt sind, dass wir uns berühren, uns umarmen und küssen können.

Kasia ist sehr müde, noch vor wenigen Stunden hat sie selbst Patienten untersucht. Sie legt sich zu mir auf die

Liege, und wir kuscheln wie damals, als sie noch mein kleines Baby war. Witek und Cheyenne holen Sushi aus der Krankenhauscafeteria, und inmitten von Infusionsschläuchen und verknitterten Laken genießen wir das reinste Festmahl. Wir sind von den beängstigenden Geräuschen der Notaufnahme umgeben, halten aber in dieser schwierigen Situation als Familie fest zusammen.

Um Mitternacht brechen schließlich alle auf. Ich bleibe in der Notaufnahme, lausche dem ständigen Piepen und dem Wimmern verzweifelter Menschen, die Hilfe benötigen. Ab und zu schauen Schwestern vorbei, und ich flehe sie an, mich an einen ruhigeren Ort zu bringen. Um drei Uhr morgens verlegen sie mich auf ein Zimmer, das ich mit einer älteren Frau teilen muss, die starke Schmerzen hat und von ihrer Großfamilie umringt ist.

Am nächsten Morgen kehren Mirek und meine Kinder zurück, und das Warten geht weiter. Es ist Samstag und das Krankenhaus überfüllt. Kein Arzt schaut nach mir, nichts passiert. Gegen Mittag treffen wir eine Entscheidung – wir werden gehen. Gleich morgen werde ich mich nach Boston ins Brigham begeben. Aber das ist nicht so leicht wie gedacht. Der diensthabende Arzt weigert sich, seine Zustimmung zu geben, und die Schwester sagt, die Versicherung werde meinen Aufenthalt in der Notaufnahme nicht bezahlen, wenn ich das Krankenhaus gegen ärztlichen Rat verlasse.

»Ich habe Angst, ohne deren Erlaubnis zu gehen«, sage ich zu Kasia. »Was, wenn der Tumor noch stärker blutet? Außerdem wird uns der Krankenhausaufenthalt Unmengen von Geld kosten, wenn die Versicherung nicht zahlt!«

Aber Kasia recherchiert mit dem Handy die Patienten-
rechte und Versicherungsrichtlinien. Sie widersprechen dem,
was uns die Schwester gesagt hat. »Das stimmt alles nicht«,
sagt Kasia. »Komm, Mom, lass uns gehen!«

Frühmorgens am nächsten Tag fahren wir nach Boston, es
ist Sonntag, der 25. Januar. Noch vor der Abreise kommt
meine Freundin Jania, eine Friseurin, um mir die Haare zu
schneiden. Ich habe sie im Morgengrauen angerufen und
ihr die Neuigkeit mitgeteilt. Gleich darauf ist sie noch im
Schlafanzug um sieben Uhr früh herbeigeeilt. Ich bitte sie
um einen Militärhaarschnitt – für den Fall, dass mir der
Schädel geöffnet werden muss.

»Dann wird die Wunde leichter heilen«, erkläre ich.

Mirek und ich bepacken unseren Toyota RAV 4 mit unseren Sportschuhen und Rädern, damit wir sie im Keller meiner Schwester als Heimtrainer nutzen können.

Egal, was passiert – unser Training muss fortgesetzt werden, da sind wir uns einig. Zur Sicherheit nehme ich sogar
meine Ski mit …

Mirek, Kasia und ich fahren über die winterlichen Straßen, gefolgt von Witek und Cheyenne. Es herrscht leichter Schneefall. Wir kommen an einer Baustelle vorbei, wo
demnächst ein Giant-Supermarkt eröffnet werden soll. Ich
habe mich in den vergangenen Monaten so sehr darauf gefreut, endlich einen anständigen Lebensmittelladen zu bekommen und fürs Einkaufen nicht mehr meilenweit fahren
zu müssen.

Werde ich seine Eröffnung überhaupt noch erleben?, frage ich
mich.

Ich bin mir sicher, dass ich sterben werde – nicht sofort,

aber schon bald, vielleicht in wenigen Tagen oder Wochen. Natürlich habe ich mich über meinen Zustand im Internet informiert. Die Prognose für ein ins Gehirn gestreutes Melanom ist extrem schlecht, vor allem, wenn man über sechzig ist und drei oder mehr Tumoren hat[15]. Ich habe drei Tumoren und bin dreiundsechzig. Vier bis sieben Monate habe ich noch zu leben, höchstens. Frühestens im Mai werde ich tot sein, spätestens im August. Ich werde mein vierundsechzigstes Lebensjahr nicht mehr erreichen.

Mirek fährt den Wagen, und während ich so neben ihm sitze, muss ich einfach über die Zukunft meiner Familie nachdenken. Ich muss mein Testament machen und meine Vermögensverhältnisse regeln, um ihnen das Leben zu erleichtern. Ich will, dass mein Besitz gerecht verteilt wird, ohne Streit, ohne Anwälte, ohne Komplikationen.

»Mirek wird das Haus verkaufen müssen«, sage ich zu Kasia, die auf dem Rücksitz Platz genommen hat. »Er muss näher bei euch Kindern oder meiner Schwester wohnen.«

»Hör auf, Mom!«, sagt Kasia. »Lass uns lieber über was Schönes reden. Wir werden Skifahren gehen. Das wird dir gefallen.« Ich sage nichts mehr von meinen Plänen, weil ich merke, wie sehr sie meine Worte schmerzen. Doch im Stillen plane ich weiter.

Mirek kann unmöglich alleine bleiben. Das wäre einfach zu hart für ihn: Alles ist genauso wie vorher, nur dass ich nicht mehr da bin. Wie ich mich wohl fühlen würde, wenn er nicht mehr da wäre? Wie einsam muss es sein, in ein dunkles Haus zurückzukehren, in dem alles noch vorhanden ist – meine Kleider, meine Ohrringe, mein Leben, genau wie ich es zurückgelassen habe. Nur ich nicht mehr.

Er tut mir so leid, dass sich meine Augen mit Tränen

füllen. Ich will nicht, dass mich meine Familie weinen sieht. Ich muss diese Gedanken abschütteln. Aber Kasia weiß genau, was mir durch den Kopf geht. »Alles wird gut, Mom«, sagt sie liebevoll. »Mirek wird es gut gehen. Uns allen wird es gut gehen. Mach dir keine Sorgen.«

Aber natürlich mache ich mir Sorgen. Um sie, aber auch um mich.

Wir übernachten alle bei Kasia und Jake in New Haven. Unsere Enkel, Lucian und Sebastian, begrüßen Mirek und mich mit Freudenschreien. Sie verstehen noch nicht richtig, was los ist, wissen nur, dass die *babcia* (polnisch für »Oma«) krank ist und sich alle Sorgen machen.

Dieses Haus steckt voller Erinnerungen und ist sehr wichtig für uns. Als Mirek, Kasia, Witek und ich 1989 nach Amerika ausgewandert sind, haben wir zunächst in Alexandria, Virginia, in einer Mietwohnung gelebt, in enger Nachbarschaft mit vielen Einwanderern aus der ganzen Welt. Wir waren begeistert von ihrer Größe: Jedes Kind hatte ein eigenes Zimmer – die Wohnung kam uns vor wie ein Schloss. Wir hatten keinerlei Möbel, sodass mir ein Arbeitskollege eine riesige Luftmatratze lieh, die ich mir mit Mirek teilte, während die Kinder auf großen Schaumstoffmatten schliefen, die wir für einen Dollar das Stück auf einem Flohmarkt erstanden hatten. Auf einem Kirchenflohmarkt zahlten wir fünfunddreißig Dollar für einen Tisch mit Chromplatte und wacklige Stühle mit gelben Kunststoffkissen. Nach Wochen, die wir vor einem Pappkarton als Tisch auf dem Boden gesessen hatten, war das der reinste Luxus.

Es war Kasia, die erstmals erwähnte, dass all die Kinder, die vor unserem Wohnblock aus dem Bus stiegen, ebenfalls neu eingewandert waren. Die anderen Kinder – sie meinte *reichere* Kinder – wohnten in Einfamilienhäusern in hübschen Vierteln. Wir fanden heraus, was es kostet, ein Haus zu kaufen, und erfuhren, dass die Raten für einen Kredit etwa genauso hoch wären wie unsere Miete. Nur dass das Geld in unseren eigenen Besitz fließen würde! Das war geradezu eine Offenbarung für uns. Das Konzept eines Eigenheims war aufregend und uns völlig fremd. Wir suchten nach etwas, das wir uns leisten konnten, und entdeckten im Immobilienteil der *Washington Post* ein Haus in Annandale, Virginia – ein Viertel ganz in der Nähe von unserem mit großen Einfamilienhäusern im Kolonialstil und perfekt gepflegten Gärten. Das Anwesen, das wir kauften, war lange vernachlässigt worden, im Garten sah man nackte Erde und riesige Baumwurzeln, auch das Haus musste gründlich renoviert werden. Aber es grenzte an Wälder und einen Fluss. Und das Wichtigste war, dass es uns gehörte – bis zum Mittelpunkt der Erde. Wir liebten das Gefühl von Freiheit und Unabhängigkeit, das es uns verlieh. Daran konnten wir ablesen, dass wir es in Amerika geschafft hatten.

Sowohl Kasia als auch Witek besitzen inzwischen wunderschöne dreistöckige Häuser. Witek und Cheyenne leben in einem Künstlerviertel in Pittsburgh, und Kasia und Jakes Zuhause ist ein himmelblaues Haus im viktorianischen Stil in einer ruhigen Straße, ganz in der Nähe vom Yale-Campus. Wenn wir sie besuchen, schwillt mir jedes Mal das Herz vor Liebe und Stolz über das, was sie erreicht haben – genauso wie angesichts von Kasias und Jakes wunderbaren Kindern, meinen Enkeln Lucian und Sebastian.

Alles an diesen Jungen entzückt mich. Ich bin süchtig

nach dem Duft ihres Haars und ihrer Haut, liebe ihre fröhlichen Gesichter, ihre lustigen, unregelmäßigen riesigen Zähne, ihr zerzaustes, feuchtes Haar und die Energie, die sie verströmen. Nichts macht mir mehr Freude, als sie zu besuchen und mit ihnen zu spielen, ihnen etwas vorzulesen und sie zur Schule zu bringen. Ich versuche jeden Moment ihrer Kindheit zu genießen – die natürlich viel zu schnell vorübergeht.

Wo kommt sie nur her, diese überbordende Liebe einer Großmutter zu ihren Enkeln? Als vor vierzig Jahren Kasia geboren wurde, lachte und weinte meine Schwiegermutter, die ihre erste Enkelin vergötterte, schon bei der kleinsten Regung in ihrem Gesicht. Beim Anblick der winzigen Babyhände und -füße klatschte sie verzückt in die Hände. Ich schämte mich ein bisschen für sie. Dann wurde 2006 Kasias Sohn Sebastian geboren, und ich verwandelte mich ebenfalls in eine verzückte Großmutter. Als drei Jahre später Lucien zur Welt kam, geschah genau das Gleiche: Wieder wurden überbordende großmütterliche Gefühle geweckt. So wie mich schon meine eigene *babcia* vergöttert und bedingungslos geliebt hat, war jetzt auch meine Liebe als Großmutter grenzenlos, überwältigend, sentimental und dazu in der Lage, mein Gehirn zu Brei werden zu lassen. Gleichzeitig ist sie unglaublich befriedigend und beglückend. Nie habe ich mich mehr nach diesen zwei kleinen, kostbaren Jungen gesehnt als jetzt.

Am nächsten Morgen, einem Montag, bringen wir Sebastian und Lucian gemeinsam zur Schule. Da dämmert mir, dass ich sie vielleicht nie mehr wiedersehen werde, und erneut erfasst mich eine Welle der Trauer und schnürt mir die

Kehle zu. Ich küsse sie auf den Scheitel, atme ihren Duft ein, umarme ihre dünnen kleinen Körper.

Mirek, Kasia, Cheyenne, Witek und ich fahren weiter nach Norden, lassen Jake zurück, damit er sich um die Jungen kümmern kann. Er wird später nachkommen. Wieder schneit es, als wir durch die weite Landschaft fahren, weiße Straßen und weiße Felder wechseln sich mit schwarzen Flüssen und dunklen Baumstämmen ab, deren Zweige wie Pinselstriche auf einem weißen Blatt wirken. Eine erstarrte Welt.

Auch ich fühle mich wie erstarrt, so zerbrechlich wie eine dünne Eisschicht. Ein falscher Schritt, und ich zerberste.

Noch vor Mittag erreichen wir Boston. Maria hat bereits für den heutigen Tag Termine mit verschiedenen Ärzten im Brigham and Women's Hospital und dem daran angeschlossenen Dana-Farber Cancer Institute vereinbart.

Zu jeder Untersuchung kommen sechs Leute – Kasia, Witek, Cheyenne, Mirek, meine Schwester Maria und ich –, dazu dann der Arzt und eine Schwester, manchmal auch noch ein weiterer Arzt aus dem Haus oder ein Assistent. Es kommt vor, dass der Arzt fragt, wer von uns eigentlich der Patient ist, was uns amüsiert. Meine vielen hochgewachsenen Familienmitglieder sprengen jeden Raum, und bei jeder Visite muss das Personal mehr Stühle bringen.

Jeder Arzt macht einen simplen Sehtest mit mir: Er bildet ein V aus Zeige- und Mittelfinger und bewegt dieses V nach oben, unten, links und nach rechts, also in jeden der vier Quadranten meines Gesichtsfelds, und fragt, ob ich es sehen kann. Sobald das V in den unteren rechten Bereich wandert, wird es für mich unsichtbar.

Man macht noch eine MRT sowie eine Positronen-Emissions-Tomografie (PET-Scan), die meine sich rasch teilenden Krebszellen orten kann. Wir verbringen viel Zeit mit Dr. Aizer, ein herzlicher Radioonkologe, der erklärt, warum der blutende Tumor zuerst operiert werden sollte, bevor man den umgebenden Bereich und die anderen beiden Tumoren bestrahlt. Er nimmt sich viel Zeit, uns alles verständlich zu erklären, und verbringt Stunden damit, über die Scans zu diskutieren. Mein Melanomonkologe Dr. F. Stephen Hodi, ein weltberühmter Experte für die neuesten Hautkrebsbehandlungen, sagt, dass Operation und Bestrahlung erfolgt sein müssen, bevor er weitere Therapien verordnet. Seine Erklärungen überzeugen, und wir stimmen dem von ihm vorgeschlagenen Behandlungsplan geschlossen zu.

Als wir auf den Neurochirurgen warten, schaut Kasia in meine Patientenakte und ruft: »Ach, du meine Güte! Dein Chirurg ist Ian Dunn, mein Freund aus dem Studium!«

»Taugt der was?«, frage ich.

»Der ist fantastisch!«, versichert sie mir. »Ein wirklich herausragender Mann.«

Meine Familie zwängt sich in das kleine Zimmer, und Kasia sitzt mit mir auf dem Untersuchungstisch, als Dr. Dunn mit seinem Assistenzarzt eintrifft. Meine Tochter und er plaudern und lachen. »Was für ein Zufall!«, sagt er.

Dann ruft Dr. Dunn die Scans an seinem Computer auf und zeigt uns die beängstigenden Befunde. Ich werfe einen flüchtigen Blick darauf und wende ihn gleich wieder ab: So leidenschaftlich ich mich auch immer mit Gehirnen beschäftigt habe, schaue ich doch nur höchst ungern in mein eigenes, wenn es sich in einem solchen Zustand befindet. Ich mag es nicht, erschreckende schwarze Flecken zu sehen, wo eigentlich nur graues Gewebe sein dürfte.

Wie meine Augenärztin bereits vermutet hat, befindet sich der für meine Symptome verantwortliche Tumor im primären visuellen Cortex, im Hinterhauptlappen, weshalb auch mein Sehvermögen beeinträchtigt ist. Er besitzt die Größe einer dicken Rosine und hat sich im *sulcus* eingenistet, in der schmalen Furche zwischen den beiden *gyri* – so wie ein kleines schwarzes Schaf, das sich in einer Schlucht zwischen zwei Hügeln versteckt hat. Obwohl er blutet, befindet er sich nicht am schlimmsten vorstellbaren Ort, rede ich mir ein. Wäre er in meiner Wirbelsäule, könnte ich gelähmt sein. Wäre er in meinem Hirnstamm, der grundlegende Lebensfunktionen wie die Atmung regelt, könnte eine Operation zu gefährlich sein. Ich kann froh sein, dass er an einer Stelle aufgetreten ist, die nicht lebensbedrohlich ist, mich aber auf ihn aufmerksam gemacht hat. Hätte sich der Tumor ohne bemerkenswerte Symptome weiterentwickelt – wäre meine Hand nicht zu meinem großen Entsetzen verschwunden –, könnte er fröhlich weitergewachsen sein, ohne dass einer von uns auch nur das Geringste bemerkt hätte. Dann wäre ich mit Sicherheit gestorben.

Selbst in dieser schlimmen Lage habe ich also sehr viel Glück gehabt: Diese störende kleine Rosine rettet mir das Leben. Zumindest im Moment.

Dr. Dunn erklärt, dass er die Blutung stoppen und den Tumor entfernen wird. Ein Labor wird ihn anschließend untersuchen, um herauszufinden, ob es sich dabei tatsächlich um ein Melanom handelt, und wenn ja, um was für eines.

»Werde ich erblinden?«, frage ich. Eine Operation ist stets mit großen Risiken verbunden, in meinem Fall kann sie mit einer Schädigung des Hinterhauptlappens einhergehen, die unter Umständen zu einem völligen Sehverlust führt.

»Vermutlich nicht, auch wenn es rein theoretisch natürlich möglich ist«, sagt er. »Doch selbst wenn nicht, kann es zu Sehstörungen führen. Es kann auch sein, dass Sie nicht mehr aus der Narkose aufwachen. Das ist zwar höchst unwahrscheinlich, aber ich muss Sie über alle Risiken informieren.«

Ein junger Pfleger, energisch und fröhlich, legt mir eine Einwilligungserklärung vor, die all die furchtbaren Dinge enthält, die schiefgehen können. Ich unterschreibe, danach verlassen wir die Klinik.

Die Operation soll gleich am nächsten Tag, am Dienstag, den 27. Januar, stattfinden. Aber es ist ein starker Schneesturm angekündigt, der als Blizzard von 2015 in die Geschichte eingehen und den Nordosten der Vereinigten Staaten sowie Kanada mit tonnenweise Schnee überziehen wird. Als wir zum Haus meiner Schwester in einem Bostoner Vorort fahren, schneit es bereits, und die schmalen, kurvigen Straßen sind glatt. Der Toyota gerät häufig ins Schlittern, und wir halten die Luft an.

Letztlich warten wir zwei Tage auf meine Operation, während der Blizzard die Welt um uns herum hinter einem weißen Vorhang verschwinden lässt. Der Schnee türmt sich bis zu den Fenstern des Hauses auf. Nach dem Sturm ist es wunderschön draußen, es herrscht eine himmlische Stille. Ich gehe mit Kasia und Witek im Wald spazieren, dort reicht uns der Schnee bis zu den Oberschenkeln. Er ist leicht und pulvrig. Ich lege mich auf den Rücken und mache mit Armen und Beinen einen Schneeengel. Wir lachen. Es ist so schön, am Leben zu sein.

Da die Operation verschoben wurde, genieße ich die Zeit mit meiner Familie und verdränge jeden Gedanken an die Tumoren. Als ich damals in der Gehirnbank dieses erste Gehirn in Händen hielt, konnte ich es mit distanziertem Interesse betrachten – ganz einfach, weil es nicht meines war. Obwohl ich auf meine Behandlung Einfluss haben möchte, indem ich mir ein perfektes Ärzteteam zusammenstelle, will ich keinen Blick auf meine MRTs werfen oder darüber nachdenken, was in meinem Schädel passiert. Mein eigenes Gehirn stellt eine tödliche Gefahr für mich dar.

Es wird Donnerstag, bis die Straßen wieder so weit frei sind, dass wir nach Boston zurückkehren können.

An diesem Morgen herrscht viel Verkehr, und es dauert eine Ewigkeit, bis wir beim Krankenhaus sind. Die Straßen sind von Autos verstopft, die im tiefen Schnee nur langsam vorankommen, weitere Schneefälle sind angekündigt. Endlich sind wir da. Wieder begleitet mich meine ganze Familie, einschließlich Jake, der zu uns gestoßen ist, nachdem er die Jungen zu seine Mutter nach New Haven gebracht hat.

Am späten Vormittag betreten wir einen großen Bereich mit kleinen Nischen und bequemen Sesseln. So haben die Familien ein wenig Privatsphäre, während sie warten, bis ihre Liebsten operiert worden sind. Meine Familie hat alles Mögliche dabei, um sich abzulenken: Bücher, Spiele, Computer. Es hieß, dass es länger dauern kann – nicht zuletzt wegen des Schneesturms. Zwei oder drei Stunden vergehen, aber wir sind alle bester Stimmung, witzeln und plaudern wie auf einer Party, voll nervöser Energie.

Als ich schließlich aufgerufen werde, betrete ich zusammen mit Mirek und meiner Schwester den Bereich, in dem man auf die Operation vorbereitet wird. Ich werde von einer Krankenschwester untersucht, lerne den Anästhesisten kennen und spreche erneut mit meinem Chirurgen Dr. Dunn. Ich bin weit davon entfernt, verängstigt zu sein, verspüre vielmehr eine enorme Erleichterung, dass ich endlich operiert, bald in Narkose sein und nichts mehr mitbekommen werde.

Eine Schwester gibt mir ein starkes Beruhigungsmittel, und ich treibe davon. Ich genieße, dass es um mich herum dunkel wird – nicht ahnend, dass diese Begegnung mit dem Vergessen erst der Anfang einer langen, gefährlichen Reise ist.

DREI

Reise ins Innere meines Gehirns

Sobald ich das Bewusstsein verloren habe, bohrt Dr. Dunn meinen Schädel am Hinterkopf auf, um an den blutenden Tumor im Hinterhauptlappen zu gelangen. Er findet die bösartige Rosine relativ rasch: Sie wächst zwischen den Windungen meiner primären Sehrinde.

Unterstützt von seinem OP-Team, schneidet Dr. Dunn den Tumor heraus und saugt das Blut ab. Er legt den Teil meines Schädelknochens zurück, den er entfernen musste, um sich Zugang zu meinem Gehirn zu verschaffen, fixiert ihn mit Titanschrauben und näht alles wieder zu. Damit die Nähte halten, rollt er meine Kopfhaut entlang der knapp dreizehn Zentimeter großen Öffnung ein, sodass sie aussieht wie ein dicker, wurmförmiger Wulst. Später wird er sich zu einer normalen Narbe glätten.

Das Erste, was mir auffällt, als ich wieder zu mir komme, ist: Ich kann sehen! Ich bin nicht blind! Ich kann alles sehen, in jedem Gesichtsquadranten – links, rechts, oben und unten. Ich schaue mich im Krankenhauszimmer um und prüfe meine Sehfähigkeit, bilde mit den Fingern ein V und bewege es in alle vier Quadranten wie meine Ärzte vor der Operation. Es gibt keinerlei Probleme – gar keine! Ich kann das V sehen, egal, wo es sich befindet. Keine verschwindende Hand, keine blockierten Bereiche, nichts, was nicht normal wäre. Der Tumor und die Blutung haben keine bleibenden Schäden an meiner Sehrinde hinterlassen.

Ich bin so erleichtert! Abgesehen von einer Sache.

Dr. Dunn sagt uns, dass der entfernte Tumor anscheinend ein Melanom ist, das ins Gehirn gestreut hat. Wenn die Laborergebnisse in wenigen Tagen vorliegen, werden wir Gewissheit haben. Doch bis es so weit ist, bleibt uns nichts anderes übrig, als darüber nachzugrübeln, dass ich, wie bereits befürchtet, erneut mit dieser schrecklichen Krebsart zu kämpfen habe.

Ein Melanom ist die seltenste, aber gefährlichste Form von Hautkrebs, die jährlich bei 130 000 Menschen diagnostiziert wird[16] – die meisten davon sind so hellhäutig wie ich. Sie entwickelt sich aus Melanozyten, Hautzellen, die Träger eines dunklen Hautpigments namens Melanin sind. Das soll die tieferen Hautschichten vor gefährlicher Sonneneinstrahlung schützen. Viele Melanome beginnen als Muttermale, harmlose Wucherungen von Melanozyten, die mit der Zeit krebsartig werden können. Ist das erst einmal der Fall, hat das Melanom die Neigung zu metastasieren, also von der Haut in Lymphknoten und Organe zu streuen, vor allem aber in Lunge, Leber … und Gehirn. Hat es dort erst mal gestreut, ist es fast ausnahmslos tödlich.

Wenn das stimmt, habe ich soeben mein Todesurteil erhalten.

Wir zweifeln nicht daran, dass ich sterben werde. Meine Familie, die Ärzte und ich sind uns sicher. Wir sprechen es zwar nicht aus, aber die schreckliche Wahrheit steht zwischen uns im Raum.

An diesem Abend – es ist Donnerstag, der 29. Januar – fährt meine erschöpfte Familie nach Hause zu meiner Schwester. Ich bleibe noch im Krankenhaus, um mich zu erholen. Während ich in meinem Bett liege, habe ich keinerlei Schmerzen, kann aber trotzdem nicht schlafen. Ich habe jede Menge Steroide bekommen, damit mein Gehirn nicht anschwillt, und eine der Nebenwirkungen ist Schlaflosigkeit. Ich bin hellwach, in meinem Kopf jagt eine Erinnerung die nächste.

In diesen dunklen Stunden setzt sich die diensthabende Intensivschwester zu mir ans Bett. Während es draußen schneit, sprudelt es nur so aus mir heraus: Ich erzähle ihr Dinge, die ich noch keiner Menschenseele anvertraut habe, schmerzhafte Dinge, die ich eigentlich glaubte für immer in Polen zurückgelassen zu haben. Ich rede die ganze Nacht.

Am nächsten Morgen kommen mich zunächst Witek und Cheyenne besuchen. In meinem ruhigen Krankenhauszimmer erzähle ich sie auch ihnen. Ich bin mir sicher, dass ich sterben werde, und möchte, dass sie meine Vergangenheit kennen, die auch ihre Vergangenheit ist. Vor allem Witek soll mehr über seinen leiblichen Vater, einen brillanten Computerwissenschaftler, erfahren.

Ich erzähle diese Dinge aus nicht ganz uneigennützigen Motiven: Ich muss meine Angst über das, was in meinem Körper passiert, in Worte fassen, die Familiengeschichte weitergeben, die sich jetzt auf schmerzhafteste Weise wiederholt. Denn als mein Sohn gerade einmal sieben Jahre alt war, ist sein Vater an genau dem Krebs gestorben, den ich jetzt auch zu haben scheine: an einem Melanom, das ins Gehirn gestreut hat.

Witek war noch ein keiner Junge und seine Schwester Kasia gerade mal fünf, als mir mein Mann die schlechte Nachricht überbrachte: Das war im Juni 1980, an einem heißen, sonnigen Tag in Warschau. Ich war damals neunundzwanzig, eine junge verheiratete Frau und Mutter, die gerade Gemüse fürs Abendessen klein schnitt, als Witold nach Hause kam, das Gesicht angstverzerrt.

Die Worte, die da aus ihm hervorsprudelten, waren so furchtbar, dass ich sie kaum verarbeiten konnte. Erst am Vormittag war er ins örtliche Krankenhaus gegangen, um einen Hautarzt zu konsultieren, nachdem er ein dunkles Muttermal auf seinem Rücken entdeckt hatte. Der Arzt hatte nur einen Blick darauf werfen müssen, um zu wissen, dass Witold ein Melanom hatte.

»Er hat gesagt, dass ich sterben werde«, sagte Witold. »Wenn alles gut geht, hab ich noch acht Monate – höchstens.«

Ich wollte laut schreien, doch kein Laut kam über meine Lippen. Schließlich brüllte ich: »Er muss sich irren!«

Bestimmt war dieser Arzt auch so ein Quacksalber – einer der vielen unqualifizierten Mediziner im Gesundheitswesen des kommunistischen Polens. Man brauchte Witold nur anzusehen, um zu wissen, dass er kerngesund war. Er war gut aussehend, breitschultrig und muskulös, ein Schwimmer und Läufer zu einer Zeit, als in Polen kaum jemand zu Trainingszwecken laufen ging. Wir waren eine glückliche junge Bilderbuchfamilie mit zwei entzückenden Kindern. Nach polnischen Maßstäben waren wir wohlhabend, erfolgreich und auslandserfahren. Wir hatten das Universitätsjahr 1978–1979 gerade an der University of Illinois in Urbana-Champaign verbracht, wo Witold ein Fulbright-Stipendium hatte. Wir hatten ehrgeizige Zukunftspläne. Für Krebs war da kein Platz.

Am nächsten Tag eilten wir frühmorgens erneut ins Warschauer Krankenhaus und wollten den Arzt sprechen. Kühl und scheinbar ungerührt wiederholte der Mediziner seine ursprüngliche Diagnose: Witold würde innerhalb von wenigen Monaten sterben. »Es gibt keine Heilung«, sagte er. »Stellen Sie sich darauf ein.« Ich wurde fast ohnmächtig. Eine Schwester drückte mir eine Valiumtablette in die Hand und brachte uns zur Tür.

»Wir werden niemandem etwas sagen«, flüsterte mir Witold zu, als wir in dieser Nacht nebeneinander im Bett lagen. Damals war Krebs in Polen mit sozialer Ächtung verbunden. Selbst unter unseren aufgeklärten, gebildeten Freunden galt es als Zeichen von Schwäche, von Kontrollverlust über das eigene Leben. Es war eindeutig ein Tabuthema.

Einige Tage später bestätigte ein Onkologe, dass Witold ein Melanom hatte, und setzte eine sofortige Operation an. Das Melanom wurde herausgeschnitten, und mein Mann begann mit seiner Chemotherapie.

Die Infusionsabteilung im onkologischen Institut in der Warschauer Wawelska-Straße war beängstigend und deprimierend. Noch schlimmer war jedoch, dass wir – wie die meisten Menschen damals – so gut wie nichts über Chemotherapie wussten. Niemand erklärte uns, was uns erwartete, was die Therapie eigentlich ausrichten sollte. Ärzte und anderes medizinisches Personal kommunizierten nicht mit den Patienten, und die betroffenen Familien blieben komplett sich selbst überlassen. In der Zeit vor dem Internet war es nicht leicht, an Informationen zu kommen. Dennoch war mir sehr wohl bewusst, in welch aussichtsloser Lage wir uns befanden. Krebs, insbesondere ein Melanom, galt als hochgradig gefährliche Krankheit, die nur sehr wenige Menschen überlebten.

Doch die Wochen gingen ins Land, und Witold blieb am Leben. Nach seiner Operation und mehreren Runden Chemo nahm er seinen Alltag wieder auf, und schon bald vergaß ich, dass er je Krebs gehabt hatte. Ja, mehr als nur das: Ich verdrängte seine Krankheit ganz bewusst. Ich verbannte sie in den hintersten Winkel meines Bewusstseins, überlagerte sie mit gespieltem Glücklichsein und hielt sie ansonsten mit Wodka und Partys unter Verschluss.

Doch sosehr wir uns auch bemühten, diese albtraumhafte Krankheit zu verdrängen: Sie hing wie ein Damoklesschwert über uns. Witold zog sich immer mehr zurück, und während wir den Ernst der Lage ausblendeten, gingen wir einander verloren. Ich hatte Angst – auch wenn ich ständig versuchte, mir das Gegenteil einzureden. Die Angst förderte unsere Isolation nur noch mehr, und wir entfernten uns immer weiter voneinander.

Gegen Ende 1981 ging nicht nur unsere Ehe den Bach runter, auch die politische Situation in Polen verschlechterte sich immer mehr. Im Dezember des besagten Jahres rief die kommunistische Regierung das Kriegsrecht aus und versuchte so, die wachsende politische Opposition im Land zu zerschlagen. Sie schränkte die Freiheitsrechte der Polen drastisch ein und führte die ohnehin auf wackligen Füßen stehende Wirtschaft in eine Abwärtsspirale. Die Straßen

Warschaus waren von Panzern gesperrt und wurden durch
in voller Montur patrouillierende polnische Soldaten be-
wacht. In eiskalten Nächten wärmten sie sich an Lager-
feuern in der ansonsten dunklen Stadt: eine für uns fremde
Welt, die uns Angst machte – mehr oder weniger Kriegsge-
biet. Lange Menschenschlangen warteten vor leeren Läden
auf Lebensmittel, Soldaten an Kontrollpunkten verlangten
Ausweise, und die Menschen eilten aus Angst, verhaftet zu
werden, noch vor Ablauf der Ausgangssperre nach Hause.
Immer wieder wurden Freunde verhaftet und wanderten
ins Gefängnis.

Meine Ehe mit Witold war längst am Ende, als ich mich
in Mirek verliebte. In seinen Armen fand ich Trost. Seine
zuverlässige Anwesenheit war genau das, was meine Kinder
und ich jetzt brauchten. Witold litt sehr an meiner Untreue.
Er verschwand aus unserem Leben und zog nach Frank-
reich, besuchte die Kinder in den nächsten zwei Jahren nur
wenige Male: Damals war es nicht leicht, zwischen Polen
und Westeuropa hin- und herzupendeln.

Bei einem seiner Besuche blieb Witold in der Tür stehen
und sagte, ich sei eine gute Mutter, gebe den Kindern stets
Halt. Er beneide mich um diese Fähigkeit, darum, immer
für sie da zu sein. Er war traurig, liebevoll und selbstkritisch.
Er küsste mich zum Abschied – die erste freundschaftliche
Geste seit Jahren.

Was ich damals natürlich nicht wusste: Es sollten Witolds
letzte Worte an mich sein. Im Mai 1985, wenige Monate nach
seinem Warschaubesuch, starb er in einem Krankenhaus
in Bordeaux. Der Krebs hatte in sein Gehirn gestreut. Zu
dem Zeitpunkt gab es noch keine Therapie gegen Gehirntumoren.

Als ich davon erfuhr, fing mein ganzer Körper unkontrolliert zu zittern, und als ich den Kindern davon erzählte, weinten sie. Witolds Familie und ich fanden, dass sie noch zu klein für die Beerdigung waren, also fuhr ich alleine hin. Wenn ich später versuchte, den Tod ihres Vaters zur Sprache zu bringen, wollten sie nicht darüber reden. Wir haben uns im Lauf der Jahre einfach bemüht weiterzuleben – jeder auf seine Weise. Doch Witolds Tod hängt nach wie vor wie ein Damoklesschwert über uns, und Melanome haben in unserer Familie eine ganz besondere Bedeutung.

Am Sonntag, den 1. Februar 2015, war meine OP-Wunde schon wieder so weit verheilt, dass ich aus dem Krankenhaus entlassen werden konnte. Mirek und ich fuhren zu meiner Schwester, wo ich meine Erholung in Nähe der Ärzte fortsetzte.

Nach wie vor vollgepumpt mit Steroiden gegen Gehirnschwellungen, kam ich mir vor wie eine Superheldin mit außerordentlichen Kräften. Ich war wie auf Drogen, völlig getrieben. Aus Boston schickte ich mehrere Mails an Verwaltungs-, medizinische und wissenschaftliche Direktoren des NIMH, in denen ich alles auflistete, was sie wissen mussten, falls ich denn sterben sollte. Die Mails sind verständlich geschrieben, aber es gibt sehr, sehr viele davon. Außerdem sind sie extrem lang und detailliert – ein eindeutiger Hinweis auf meine steroidbedingte manische Energie.

Ich kann das Gedankenkarussell nicht mehr anhalten. Ich kann einfach nicht aufhören zu reden und zu schreiben. Ich schreibe Seite um Seite über mein Leben. Ich muss dafür sorgen, dass alles, was ich bin und einmal war, für die Nachwelt erhalten bleibt, sollte die Krankheit doch mein

Leben fordern. Und die Wahrscheinlichkeit, dass das passiert, ist hoch. Trotz meiner körperlichen Fitness, meiner Lebenslust und meiner tief empfundenen Liebe für die Menschen aus meinem persönlichen Umfeld, werde ich sterben, und das vermutlich bald. Ich weiß das, und meine Familie weiß es auch. Mein Ironman-Training ist Geschichte – ja, mein ganzes bisheriges Leben ist Geschichte.

Aber ich werde mich nicht kampflos geschlagen geben und bin seltsam optimistisch. Seit mein erster Mann an einem Melanom gestorben ist, sammle ich die neuesten Forschungserkenntnisse über diese schreckliche Krankheit. Sobald ich etwas über medizinische Fortschritte auf diesem Gebiet lese, denke ich an Witold und frage mich: Was, wenn er lange genug überlebt hätte, um diese Behandlung zu bekommen? Würde er dann heute noch leben? Es bricht mir das Herz, mir vorzustellen, dass die erstaunlichen Fortschritte auf diesem Gebiet für ihn einfach zu spät kamen.

Die neueste und vielversprechendste Waffe im Kampf gegen Krebs ist die Immuntherapie. Diese avantgardistische Behandlung nutzt die Abwehrmechanismen des Körpers, um die Krankheit zu bekämpfen. Sie versetzt das Immunsystem in die Lage, Krebszellen zu erkennen und zu vernichten, die es sonst übersehen würde. Forschungsorganisationen, Fachzeitschriften und sogar Zeitungen und Fernsehbeiträge rufen die Immuntherapie zur aufregendsten, ermutigendsten, fortschrittlichsten Waffe der letzten Jahrzehnte gegen Krebs aus, vielleicht sogar der gesamten Medizingeschichte.

Mein Melanom-Onkologe Dr. Hodi, der mich 2012 gegen das Melanom an meinem Hals behandelt hat, ist ein bekannter Experte, was die Immuntherapie gegen Krebs betrifft. Obwohl wir nach wie vor auf die Laborergebnisse warten, zweifelt Dr. Hodi aufgrund von Dr. Dunns Einschätzung nicht daran, dass ich ein metastasiertes Melanom habe. Wenn ich mich von meiner Operation erholt und eine Bestrahlungstherapie bekommen haben werde, werden wir uns über weitere Behandlungsoptionen unterhalten. Wird auch eine Immuntherapie dazugehören? Das ist meine größte Hoffnung – auch wenn ich weiß, dass die Chance darauf eher gering ist. Im Jahr 2015 gibt es nur ungenügend Nachweise für die Wirksamkeit einer Immuntherapie bei der Behandlung von Gehirntumoren, und die neuesten Medikamente sind noch nie bei einem ins Hirn gestreuten Melanom eingesetzt worden. Nach allem, was ich weiß, sind Leute wie ich zum Tode verurteilt.

Ich könnte mich leicht der Verzweiflung hingeben. Aber schon Jahre zuvor habe ich eine wichtige Lektion gelernt – und zwar von einem höchst ungewöhnlichen Lehrer: von Lance Armstrong. 2007 starb mein Vater an Darmkrebs. Während seiner Krankheit flog ich zwischen den USA und Polen hin und her, um mich um ihn zu kümmern. Auf diesen langen Flügen las ich sehr viel, darunter eines Nachts auch Armstrongs Autobiografie, in der er beschreibt, wie er seine Krebserkrankung überlebt hat.

Damals lagen meine eigenen Kämpfe gegen den Krebs noch in weiter Ferne. Trotzdem musste ich weinen, als ich Armstrongs Buch las. Ich konnte mich mit seinem kämpferischen Geist identifizieren und war von seinem Umgang mit der Krankheit schwer beeindruckt – erst recht, als es so gar keinen Grund zur Hoffnung mehr zu geben und er zu einem frühen Tod verurteilt zu sein schien. Als ihn einige Ärzte bereits aufgaben und er weder eine Krankenversicherung hatte noch das Geld, die Behandlung zu bezahlen, machte sich Armstrong selbst schlau über seine konkrete Krebsart, Hodenkrebs, der in seine Lunge und sein Gehirn gestreut hatte. Anschließend suchte er nach der besten Einrichtung mit den besten Spezialisten der Vereinigten Staaten.

Man muss selbst aktiv werden, beharrte Armstrong. Man darf sich nicht nur auf Ärzte, Verwandte oder sonst wen verlassen. Man muss selbst die Kontrolle über die eigene Therapie bewahren – egal, wie krank oder erschöpft man sich fühlt. Man muss alles, was irgendwie möglich ist, über die eigene Krankheit in Erfahrung bringen, die besten Ärzte ausfindig machen, sich dann von ihnen erklären lassen, welche Medikamente und Behandlungen sie einem verschreiben und was diese bewirken sollen. Man darf nie damit aufhören, selbst zu recherchieren und Fragen zu stellen, muss das, was einem die Mediziner sagen, ständig kritisch hinterfragen und eine Zweit- oder Drittmeinung einholen. All das kann einem niemand abnehmen, weil man letztlich selbst für die eigene Gesundheit verantwortlich ist – keine Familienangehörigen, die einen lieben, und auch keine Ärzte, die einen überleben lassen wollen. Natürlich braucht man ein großes Unterstützerteam, aber letztlich muss man dieses Rennen alleine gewinnen.

Der Vergleich mit einem Rennen ist gar nicht so weit hergeholt: Im Spitzensport gehört Leidensfähigkeit einfach dazu, so Armstrong. Nur eine hohe Schmerztoleranz – sowohl körperlich als auch seelisch – bringt einen über die Ziellinie. Als Marathonläuferin und Triathletin verstand ich genau, was er meinte, als ich sein Buch acht Jahre zuvor las. Jetzt, wo ich mich der größten Herausforderung meines

Lebens gegenübersehe, weiß ich, dass die sportlichen Wettkämpfe, die ich so liebe, die beste Vorbereitung auf das sind, was mir noch bevorsteht – und was ich vielleicht überleben werde.

Ich bereite mich auf den Wettkampf meines Lebens vor. Ich habe eine hohe Toleranz, was körperliche Schmerzen angeht, und gelernt, niemals aufzugeben, egal was passiert. Jetzt, wo ich erneut mit dieser Krankheit konfrontiert bin, diesmal in ihrer tödlichsten Form, wird diese Einstellung – *Ich krieg das hin, ich werde es schaffen* – zu meinem Rettungsanker. Ausgezeichnete gesundheitliche Versorgung und eine nicht nachlassende Hartnäckigkeit haben Armstrong das Leben gerettet. Hoffentlich gilt für mich dasselbe. Es steht alles auf dem Spiel – mein Leben ist das höchste Gut.

Und obwohl meine Überlebenschancen gering sind, beginnen meine Familie und ich alles über ein metastasiertes Melanom zu lesen, was es nur an Literatur gibt. Zum Glück sind wir dafür gut gerüstet: Witek ist Hirnforscher, Kasia Ärztin, meine Schwester Maria eine auf Krebsbestrahlungen spezialisierte Physikerin und Mirek ein brillanter, logisch denkender Mathematiker, der stets einen kühlen Kopf bewahrt. Gemeinsam befassen wir uns mit den Mechanismen eines metastasierten Melanoms und den besten Behandlungsmethoden. Wir durchforsten medizinische Fachliteratur nach den neuesten Studien und suchen einen Arzt nach dem anderen auf.

Natürlich bin ich wie gelähmt vor Angst bei dem Gedanken an meinen eigenen Tod. Aber ich gestatte mir nicht, in Depressionen zu verfallen. Ich ziehe mich nicht in mich zurück, und ich weine auch nicht. Damit würde ich nur kostbare Energie verschwenden, die ich dringend brauche, wenn ich überleben will.

Es ist nicht das erste Mal, dass ich mich weigere, vorschnell aufzugeben. Bevor ich vor sechs Jahren mit der Chemotherapie gegen meinen Brustkrebs begann, rief mich eine Bekannte an, um mir zu sagen, dass die Brustamputation extrem schmerzhaft sei und mich die Chemo dermaßen fertigmachen werde, dass ich mich anschließend kaum noch rühren könnte. Sie versprach mir ein Geschenk, das ich gut gebrauchen könne. Wenige Tage später kam ein weicher gepunkteter Schlafanzug mit der Post, zusammen mit einer Karte, die ihre besten Wünsche enthielt und den Satz, dass ich von nun an bestimmt viel Zeit im Bett verbringen werde.

Obwohl ich mich über das Geschenk und die guten Wünsche freute, hätte sie sich kaum mehr irren können.

Nachdem mir die Brust abgenommen worden war, blieb ich erst mal im Bett – zwei, drei Tage lang. Aber bereits am vierten Tag lief ich wieder draußen herum und konnte es kaum erwarten, meinen Alltag wieder aufzunehmen. Ich beschloss, die Schmerzen zu ignorieren und mich voll und ganz auf meine Gesundheit zu konzentrieren. Ich konnte den Anblick des Pyjamas nicht ertragen, deshalb verschenkte ich ihn.

Diese Episode ist zum familiären Insiderwitz geworden. Als ich die Diagnose erhielt, fragten Mirek und meine Kinder: »Sollen wir dir gepunktete Schlafanzüge schenken?« *Von wegen!*, dachte ich.

Ich habe nicht vor, in Selbstmitleid zu versinken. Das untergräbt nur meine Haltung und raubt mir mehr Energie als alles andere.

Doch noch weiß ich nicht, was noch alles auf mich zukommt.

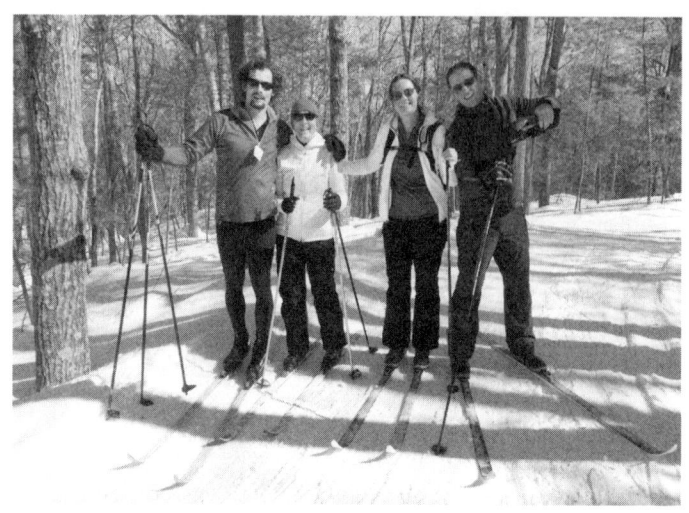

Witek, ich, Kasia und Jake beim Skifahren unweit von
Boston – genau einen Monat nachdem mir der Tumor
in der Sehrinde operativ entfernt wurde.

Mitte März, etwa anderthalb Monate nach meiner Gehirnoperation, zeigen mehrere MRTs winzige Läsionen – Bereiche mit auffälligem Gewebe – in verschiedenen Hirnregionen. Es sind höchstwahrscheinlich Tumoren, auch wenn
sich das nur anhand von MRTs schlecht feststellen lässt.

Dr. Aizer, mein Radioonkologe am Brigham and Women's Hospital hält die Stereotaktische Radiochirurgie (SRS)
für die beste Option. Dabei werden einzelne Tumoren
hoch dosiert bestrahlt, wodurch sie zum Verschwinden gebracht werden sollen. Eine weitere Möglichkeit wäre die
Bestrahlung des gesamten Gehirns in einer etwas niedrige-
ren Dosierung. Laut Dr. Aizer ist das bei einem Melanom
jedoch nicht die beste Wahl, weil die Bestrahlungsdosie-
rung sehr hoch sein muss, wenn sie diese besonders aggres-

siven Krebszellen zerstören soll. Aber unabhängig davon gefällt auch mir diese Methode nicht, bei der nichts als verbrannte Erde hinterlassen wird. Bestrahlung ist schließlich alles andere als harmlos, sie soll Zellen zerstören, kann aber nicht zwischen Krebszellen und gesunden Zellen unterscheiden. Der Gedanke, mein komplettes Gehirn einer Nervenzellen zerstörenden Bestrahlung auszusetzen, macht mir eine Heidenangst.

Bei manchen Patienten mit einem fortgeschrittenen Melanom im Gehirn und zahlreichen Gehirntumoren ist SRS nicht anwendbar, weil es einfach zu viele Bereiche gibt, die bestrahlt werden müssten. Das könnte zu gefährlichen Verletzungen des Hirngewebes führen, was mir natürlich Sorgen bereitet. Zum Glück habe ich noch nicht so viele Tumoren, sodass SRS also noch infrage kommt. Daher werde ich mit einer speziell für mich angefertigten Gesichtsmaske, die meinen Kopf ruhig halten soll, auf eine Liege geschnallt, und wir beschießen die wenigen kleinen Tumoren mit einer präzisen, hochenergetischen Strahlung, in der Hoffnung, dass sie auf ein Nichts zusammenschrumpfen werden.

Doch so eine zielgerichtete Bestrahlungstherapie ist keine Dauerlösung. Wenn neue Tumoren auftreten – was sicherlich der Fall sein wird –, würde mein Gehirn sonst irgendwann regelrecht durchsiebt werden. Dann müssten die Ärzte die Bestrahlungstherapie einstellen, da sie nutzlos wäre: Es gibt Grenzen, oberhalb derer ein Gehirn keine Bestrahlung mehr aushält, ohne bleibende Schäden davonzutragen. Und dann werden die Tumoren einfach weiterwachsen, auf mein Gehirn drücken und es innerhalb meines Schädels anschwellen lassen. Irgendwann werde ich ins

Koma fallen und letztlich – wenn die Schwellung den Hirnstamm tief in meinem Schädel zusammendrückt – nicht mehr atmen können und sterben.

Ich muss etwas Spektakuläres unternehmen, etwas Brandneues finden, das mir das Leben retten kann. Ohne eine noch aggressivere Therapie werde ich innerhalb von wenigen Monaten tot sein. Meine Familie und ich fahren damit fort, jede Studie, die in Fachzeitschriften veröffentlich wird, zu lesen. Wir suchen in Boston Melanomspezialisten, Kliniker und Forscher auf, um Informationen zu sammeln und ihren Rat auszuwerten. Insgeheim hoffe ich immer noch, dass mein Melanomonkologe Dr. Hodi am Dana-Farber Cancer Institute mir irgendeine neue Immuntherapie empfehlen wird.

Doch als wir das nächste Mal bei Dr. Hodi sind, den ich seit meiner Gehirnoperation nicht mehr gesehen habe, wird er sehr ernst, als er von meinen neuen Hirntumoren erfährt. Zu meiner Enttäuschung sagt er, er wisse nicht, ob eine Immuntherapie in dieser Situation etwas für mich sei. Noch wissen die Ärzte nicht, ob sie bei fortgeschrittenen Melanomen im Gehirn überhaupt funktioniert. Etwas Ähnliches habe ich anhand meiner eigenen Recherchen auch bereits vermutet. Am Ende unseres Besuchs erwähnt Dr. Hodi die Möglichkeit, an einer klinischen Versuchsstudie in Boston teilzunehmen. Doch ich bin mir nicht sicher, ob ich diesen Weg wirklich beschreiten soll – nicht zuletzt weil es schwierig wäre, so weit von zu Hause entfernt daran teilzunehmen.

Wir wissen einfach nicht, was wir als Nächstes tun sollen. Also recherchieren wir weiter und besuchen Dr. Keith Flaherty am Massachusetts General Hospital, ein herzlicher, erfahrener Arzt mit Fliege, der uns anderthalb Stunden lang die neuesten Behandlungen bei Melanomen erklärt. Er ist nicht nur Spezialist für zielgerichtete Krebstherapie – eine vielversprechende Behandlungsform, die sich auf spezielle Moleküle in Krebszellen konzentriert –, sondern auch ein Experte in der Behandlung gewisser Melanom-Mutationen. Trotz seiner Erfahrungen mit zielgerichteter Krebstherapie schlägt er vor, dass ich es erst einmal mit einer Immuntherapie versuchen soll. Er erzählt uns von einer klinischen Immuntherapie-Studie an Patienten mit Melanomen im Gehirn, die in Kürze am Georgetown Lombardi Comprehensive Cancer Center unter der Leitung eines hoch angesehenen Onkologen, Dr. Michael Atkins, beginnen wird – derselbe Onkologe, den mir auch mein Brustkrebsspezialist empfohlen hat, als bei mir im Januar die Gehirntumoren festgestellt wurden.

»Dr. Atkins ist wirklich sehr gut. Ich habe bereits mit ihm gearbeitet«, erklärt uns Dr. Flaherty. »Sie sollten sich dort behandeln lassen. Das wäre außerdem praktisch, weil Sie doch ganz in der Nähe wohnen.«

Angesichts meiner Prognose einige ich mich mit meiner Familie darauf, dass die beste Herangehensweise die ist, das Melanom mit jeder nur erdenklichen Waffe zu bekämpfen: mit Bestrahlung, Immuntherapie und anschließend vielleicht noch mit zielgerichteter Krebstherapie. »Wenn Sie all das machen, werden Sie sich fühlen, als wären Sie unter einen Bus geraten«, sagt Dr. Flaherty und lächelt mir ermutigend zu.

Ende März, etwa zwei Monate nach der Hirnoperation und nach mehreren Bestrahlungssitzungen, verlasse ich endlich

Boston und kehre nach Virginia zurück. Der Schnitt an meinem Hinterkopf hat sich in eine lange Narbe verwandelt, die deutlich sichtbar ist, da meine für die OP abrasierten Haare noch nicht wieder nachgewachsen sind.

Mein neues weißes Fahrrad wartet. Ganz verwaist steht es in einer dunklen Ecke der Garage – ein einziger stummer Vorwurf, so als wollte es sagen: Warum hast du mich überhaupt angeschafft, wenn du sowieso stirbst? Ich tätschle seinen Lenker und beginne zum ersten Mal, seit alles angefangen hat, zu weinen. »Ich verspreche dir, dass ich dich fahren werde«, flüstere ich.

Schon einen Tag später halte ich Wort. Ich steige aufs Rad und fahre langsam durch die stillen Straßen meines Viertels, lenke ganz vorsichtig, damit ich nicht stürze und mir womöglich den frisch genähten, frisch bestrahlten Kopf verletze.

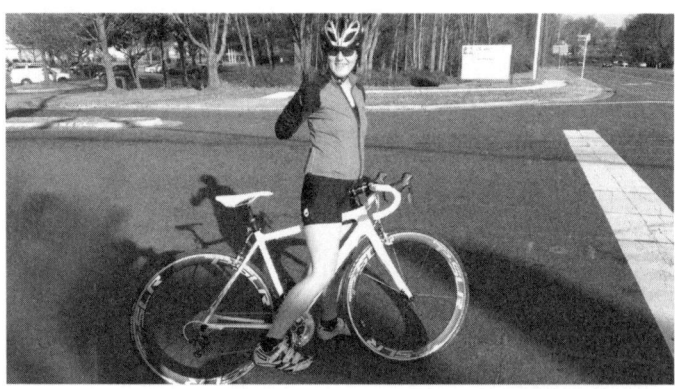

Etwa zwei Monate nach der Gehirnoperation
trainiere ich vorsichtig in den ruhigen Vorortstraßen
von Annandale, Virginia.

Meine Ärzte haben mir geraten, nach der Bestrahlung noch ein paar Wochen zu warten, bevor ich mit weiteren Behandlungen beginne. Also fliehe ich Ende März mit Mirek, Kasia und meiner Schwester Maria sowie mit deren Mann Ryszard nach Big Island auf Hawaii, um den düsteren Todesgedanken zu entrinnen und uns gegenseitig Kraft zu geben. Mirek, Kasia und ich legen mit dem Rad mehr als dreihundertzwanzig Kilometer in gebirgiger Vulkanlandschaft zurück. Ich sehe perfekt, mein Gehirn funktioniert wie eh und je, und da ich auch sonst keinerlei Symptome spüre, wage ich zu hoffen, dass es mir bald besser gehen wird. Ich sprühe nur so vor Optimismus. Ich beginne wieder, täglich mehrere Kilometer zu laufen, und trainiere beinahe so viel wie normal. Im offenen Meer schwimme ich eine Teilstrecke des berühmten Lavaman Waikoloa Triathlons, der dort bald wieder stattfinden wird. Aus einer Laune heraus melde ich mich sogar für einen Fünfkilometerlauf durch Lavafelder an und werde Vierte in meiner Altersklasse.

Hawaii schenkt uns eine wunderbare Pause von dem Chaos der vergangenen Monate. Dennoch habe ich Dr. Flahertys Rat ständig im Hinterkopf. Ich überlege, wie die Immuntherapie-Studie am Georgetown wohl ablaufen wird und ob sie tatsächlich funktionieren könnte, wenn sie mich nach meiner Rückkehr überhaupt daran teilnehmen lassen. Wenn nicht, was dann? Werde ich dann in näherer Zukunft noch laufen, Rad fahren und schwimmen können? Werde ich jemals an diesen wunderschönen Ort zurückkehren? Und was ist mit meiner Familie? Wird das unsere letzte gemeinsame glückliche Erinnerung sein?

In Hawaii strecken wir uns jeden Abend zu fünft auf dem tropischen Rasen vor unserem Bungalow aus, halten

Händchen und starren stundenlang in den riesigen funkelnden Sternenhimmel. Ich will nicht sterben. Ich hebe den Fuß, um einen Stern mit der großen Zehe zu berühren, und dann noch einen und noch einen, äußere einen Wunsch nach dem anderen. Schon bald tanzen fünf Paar Füße über den Himmel, überwinden hüpfend die Entfernung, die wir gekommen sind und die wir erneut zurücklegen werden. Doch noch sind wir zusammen, und zwischen uns passt kein Blatt Papier.

Als wir Anfang April aus Hawaii zurückgekehrt sind, rufe ich Dr. Atkins von der Georgetown Medical School an, die etwa zweiunddreißig Kilometer von meinem Wohnort entfernt liegt. Zwei Tage später treffen Mirek und ich uns mit ihm.

Dr. Atkins beschreibt die Vorgehensweise bei der geplanten klinischen Studie, die den Namen CA209-218 tragen[17], an sechsundsechzig unterschiedlichen Orten stattfinden und an mehreren Hundert Menschen in den Vereinigten Staaten und Kanada durchgeführt wird. Alle drei Wochen, so erklärt er, wird mir eine Mischung aus zwei monoklonalen Antikörpern, sogenannte Checkpoint-Inhibitoren, intravenös verabreicht werden. Die sollen mein Immunsystem stärken. Diese Mittel sollen meinen schlecht funktionierenden T-Zellen, die der Krebs ausgetrickst hat, beibringen, die sich in meinem Körper ausbreitenden Melanomzellen zu erkennen, anzugreifen und (hoffentlich) zu zerstören. Die Medikamente Ipilimumab und Nivolumab werden zur Behandlung fortgeschrittener Melanome eingesetzt. Sie sind unabhängig voneinander in den Jahren 2011 und 2014 von der FDA, der amerikanischen Arzneimittelbehörde, zugelassen und innerhalb kürzester Zeit zu einer revolutionären Behandlungsform der einst als tödlich geltenden Krankheit geworden. In Kombination sind die beiden Mittel noch wirksamer als einzeln, es steigt jedoch auch das Risiko schwerwiegender Nebenwirkungen. Dazu gehören heftige Ausschläge, Schilddrüsenprobleme und andere Autoimmunreaktionen, so Dr. Atkins. Diese Kombination sei bereits an Melanomen erprobt worden, die ins Gehirn gestreut haben, allerdings nur in wenigen Fällen und mit unterschiedlichen Ergebnissen.

Einiges von dem, was uns Dr. Atkins erzählt, ist uns bereits bekannt, vieles aber ist neu. Eine Chemotherapie, lange Zeit die ultimative Methode zur Bekämpfung von Krebs, hilft nicht gegen Melanome, eine der aggressivsten Krebsarten überhaupt, erklärt er uns. Ja schlimmer noch, eine Chemotherapie greift ausnahmslos alle schnell wachsenden Zellen an – auch gesunde – und hat zahlreiche Nebenwirkungen, angefangen von Haarausfall bis hin zu Infektionen, Neuropathien, Übelkeit, Erbrechen und Erschöpfung. Die Immuntherapiemittel dagegen greifen die Zellen nicht direkt an, sondern behandeln das Immunsystem des Patienten so, dass es die Tumorzellen selbst erkennen und bekämpfen kann. Obwohl auch die Immuntherapie schwere Nebenwirkungen haben kann, ist sie durchaus vielversprechend, was die Behandlung von Melanomen betrifft.

Dann folgen die magischen Worte: Dr. Atkins lädt mich ein, an der klinische Studie teilzunehmen. Das ist eine großartige Neuigkeit, denn klinische Studien haben beschränkte Teilnehmerzahlen. *Ich werde ein Versuchskaninchen sein, oder besser gesagt eine Laborratte*, denke ich im Stillen und muss grinsen.

Erst wenige Stunden zuvor war Mirek und mir klar geworden, dass wir bei diesem Albtraum einen Endpunkt erreicht haben und von nun an nichts weiter tun können als warten. Doch auf einmal hat sich eine neue Tür geöffnet, und wir können es kaum erwarten hindurchzugehen, ohne zu wissen, was uns auf der anderen Seite erwartet. Wir danken Dr. Atkins und wappnen uns innerlich gegen das Unbekannte. »Es kann funktionieren«, verspricht Dr. Atkins. »Wirklich, ich hab das schon erlebt.«

Wir klammern uns an diese Einschätzung. Er scheint sich so sicher zu sein!

Ich werde vier Behandlungen bekommen, alle drei Wochen eine, die erste am 16. April – das ist gerade mal in zwei Wochen. Doch vorher muss ich noch ein paar Dinge erledigen, darunter einen Zahnarzttermin, um sicherzustellen, dass ich keine akuten Zahnprobleme habe, sowie eine Reihe von Blutuntersuchungen. Noch wichtiger ist allerdings eine neue MRT, um auszuschließen, dass neben den bereits bestrahlten Tumoren neue aufgetreten sind. Sollten weitere Tumoren gefunden werden, kann ich nicht an der klinischen Studie teilnehmen, zumindest nicht sofort.

Diese Studie ist laut Dr. Atkins nichts für Patienten mit aktiven, unbehandelten Hirntumoren. Er geht nicht näher darauf ein, aber als ich mir anschließend diesbezüglich die Fachliteratur anschaue, erfahre ich, dass auf keinen Fall aktive Tumoren vorhanden sein dürfen, also solche, die noch nicht bestrahlt worden sind. Aktive Tumoren, die einer Immuntherapie ausgesetzt werden, können sich entzünden, das Gehirn des Patienten gefährlich anschwellen lassen, was unter Umständen tödlich ist. In dieser frühen Phase der klinischen Studie, wo man noch nicht viel über die Reaktion aktiver Hirntumoren auf die Immuntherapie weiß, wäre es einfach zu gefährlich, diese Behandlungsmethode bei jemandem mit nach wie vor wachsenden Tumoren anzuwenden.

Wir fahren erleichtert und voller Hoffnung nach Hause. Als wir an der Supermarkt-Baustelle vorbeikommen, merke ich, wie sehr ich mich danach sehne, seine Eröffnung mitzuerleben. Ich schließe einen heimlichen Vertrag mit meinem Gehirn, flehe es an, keine neuen Tumoren zu bilden, damit ich die Immuntherapie-Infusionen bekommen kann – meine größte Überlebenschance. Vielleicht meine einzige.

Bleib sauber, bleib sauber, sage ich zu ihm. *Das ist unsere einzige Chance.*

✦

Eine Woche später, wenige Tage vor Beginn der Studie, liege ich starr wie eine Leiche in der Röhre und lasse die wichtigste MRT überhaupt durchführen. Ich habe eine Riesenangst vor dem Ergebnis, eine Riesenangst, dass mir mein letzter Strohhalm genommen werden könnte.

Am nächsten Tag werde ich in der Arbeit angerufen. Es ist die Arzthelferin aus Dr. Atkins' Praxis.

»Was hat die MRT ergeben? Irgendwelche neuen Tumoren? Ist alles okay?«

»Ja, alles okay«, sagt sie, wenn auch nicht so begeistert, wie sie meiner Meinung nach klingen müsste. »Wir sehen uns dann am 16. April.«

Ich bin euphorisch.

Ich lasse einen Ganzkörperscan machen, noch so eine Anforderung, bevor ich mit der Studie beginnen kann, und er zeigt drei kleine Tumoren in der Lunge. Aber das beunruhigt uns nicht weiter. Tumoren im restlichen Körper sind bei einem metastasierenden Melanom zu erwarten, da Melanomzellen über den Blutkreislauf häufig in andere Organe gelangen. Die Lungentumoren sind weniger gefährlich und leichter zu behandeln als Hirntumoren, zumal die Immuntherapie sie höchstwahrscheinlich zerstören wird. Selbst wenn sie durch die Behandlung zunächst anschwellen sollten, können sie nicht dieselbe Zerstörung anrichten wie entzündete Hirntumoren. Ihr Vorhandensein bedeutet also keinen Ausschluss aus der Studie. Mirek und ich freuen uns über diese Neuigkeit.

Aber Lance Armstrongs Rat hallt mir noch in den Ohren. Ich beschließe eine zweite Meinung zur neuen MRT von meinem Gehirn einzuholen. Ich mag Dr. Aizer, den Radioonkologen in Boston, sehr, fühle mich ihm verbunden. Also schicke ich ihm eine Mail, berichte ihm von unserer jüngsten Hawaii-Reise, erwähne, dass ich an der klinischen Immuntherapie-Studie teilnehmen werden, und frage, ob er sich bitte meine MRT einmal ansehen würde.

Er antwortet mir, wie sehr er sich über meine sportlichen Aktivitäten freut. »Ich wünschte, mehr meiner Patienten würden auch nur ein Zehntel Ihres sportlichen Pensums schaffen«, schreibt er. Nicht ohne hinzuzufügen, dass er die Immuntherapie mit den beiden Mitteln für »einen großartigen Anfang« hält.

Gerne schaue er sich meine MRT und auch die nachfolgenden Aufnahmen an. Ich schicke ihm die CD.

Wenige Tage später, am Mittwoch, den 15. April, bin ich frühmorgens im Krankenhaus, um eine Blutuntersuchung vornehmen zu lassen – mein letzter Test vor Beginn der Studie.

Wenn alles in Ordnung ist, was sicherlich der Fall sein wird, werde ich für geeignet erklärt, die erste Immuntherapie-Infusion zu bekommen, die für den nächsten Tag geplant ist.

Um 6.22 Uhr bekomme ich eine Mail von Dr. Aizer.

Hallo, Dr. Lipska. Können Sie sich noch heute kurz telefonisch bei mir melden? Ich möchte gern mit Ihnen sprechen. Liebe Grüße, Ayal.

So eine Mail kann nichts Gutes bedeuten. Ich gehe nach draußen und rufe ihn an. Die Kirschbäume stehen in voller Blüte, weiße Wolken ziehen über den blauen Himmel, und es ist noch so früh, dass die Sonne lange Schatten auf den Rasen wirft. Ich zittere vor Kälte und Angst.

»Dr. Lipska, es tut mir so leid«, sagt er. »Ich sehe neue Tumoren in Ihrem Gehirn. Sie sind sehr klein, aber Sie sollten sie bestrahlen lassen, bevor Sie sich der Immuntherapie unterziehen.«

Ich will nicht glauben, was ich da höre.

»Nein, das geht nicht, ich kann nicht länger warten!« Ich bleibe stur. »Morgen bekomme ich meine erste Infusion. Ich habe keine Zeit mehr für eine Bestrahlung – man wird mich aus der Studie werfen! Dr. Atkins sagt, dass alles in bester Ordnung ist. Er kann nichts auf dem Scan entdecken. Sind Sie sich denn absolut sicher?«

»Die Tumoren sind sehr klein. Sie sind leicht zu übersehen, aber sie sind eindeutig vorhanden«, sagt er. »Einer befindet sich im frontalen Cortex, was Ihrem Intellekt und Ihren kognitiven Fähigkeiten gefährlich werden kann, wie Sie sicherlich wissen. Sie sollten sie wirklich behandeln, bevor Sie mit der Immuntherapie beginnen.«

»Das geht nicht!«, wiederhole ich. »Dann wird man mich nicht mehr zulassen!«

Eine halbe Stunde lang versucht er mich zu einer Bestrahlung zu überreden. Er wiederholt, dass der Tumor im frontalen Cortex ganz besonders problematisch sein könnte. Ohne Bestrahlung wird er sicherlich wachsen und sich unter der Immuntherapie vermutlich sogar entzünden, wodurch mein Gehirn unkontrollierbar anschwellen kann. Dann könnte er rasch meine wichtigsten Gehirnfunktonen außer Gefecht setzen: mein Denk- und Erinnerungsvermögen, meine Fähigkeit, Gefühle zu äußern, Sprache zu verstehen. Kurz, er könnte alles zerstören, was mich überhaupt erst zu einem Menschen macht. Wenn er besonders stark anschwillt, könnte er mich sogar umbringen.

»Aber es kann natürlich auch sein, dass alle Tumoren von den Immuntherapie-Medikamenten zerstört werden, glauben Sie nicht, Dr. Aizer?«, frage ich.

»Vielleicht«, erwidert er nur und sagt dann erneut, wie leid es ihm tut. Ich bedanke mich, und wir verabschieden uns.

Mist. Ich bin tot.

Ich bin so oder so tot. Wenn ich irgendwem am Georgetown sage, was Dr. Aizer auf den Scans entdeckt hat, wird man sich weigern, mir diese Infusion zu geben – und die ist meine letzte Hoffnung. Sage ich jedoch nichts, bin ich auch tot, weil mich diese neuen Tumoren – setzt man sie denn einer Immuntherapie aus – umbringen werden.

Was soll ich also tun?

Dr. Atkins' Bericht hält fest, dass ich keine neuen Tumoren habe. Und seine Arzthelferin hat mir gesagt, dass mein Scan in Ordnung ist. Ich wurde als geeignet für die Studie erklärt! Hat er die MRT nicht richtig analysiert? Radiologie ist eher eine Kunstform als eine exakte Naturwissenschaft – gut möglich, dass er sie nicht gesehen hat. Dr. Aizer hat auch gesagt, dass sie sehr klein sind.

Oder aber Dr. Aizer täuscht sich. Vielleicht sind das gar keine Tumoren, die er da gesehen hat, sondern etwas anderes: Narben von meiner Bestrahlung vielleicht oder sonst irgendwas.

Keine Ahnung.

Ich kann die Behandlung verschieben. Ich kann die neuen Tumoren bestrahlen lassen, wie Dr. Aizer mir dringend geraten hat, dann zwei Wochen warten, wie das Protokoll es vorschreibt, bevor ich noch einen Scan machen lasse. Wenn der in Ordnung ist, kann ich vielleicht mit der Immuntherapie beginnen – falls dann noch ein Platz in der Studie frei ist. Aber wenn immer wieder neue Tumoren auftreten, bin ich in einem Teufelskreis gefangen: Der Scan zeigt einen neuen Tumor, ich lasse ihn bestrahlen, mache einen neuen Scan, der wieder einen neuen Tumor zeigt, und immer so weiter. Ich kann nicht jeden davon bestrahlen lassen – denn irgendwann werde ich kein Gehirn mehr haben. Außerdem wird man mich dann längst von der Studie ausgeschlossen haben. Der Zeitplan solcher Studien ist äußerst streng, und es gibt mit Sicherheit genug andere Verzweifelte, die nur zu gern meinen Platz einnehmen würden.

Das ist mein letzter Strohhalm.

Morgen soll die Studie beginnen.

Was soll ich tun?

Der Himmel ist so blau. Was für ein schöner Tag.

Nein, keine Frage. Ich zieh das durch, das ist meine einzige Hoffnung.

Ich werde niemanden etwas von den neuen Tumoren sagen. Ich werde Dr. Atkins nicht verraten, was Dr. Aizer gesagt hat, und auch Mirek, Kasia, Witek und meiner Schwester nicht. Ich entscheide das ganz allein, für mich allein. Nichts wird mich davon abhalten, an dieser klinischen Studie teilzunehmen. Lieber nehme ich meine Chance wahr, als zu sterben, weil ich es gar nicht erst versucht habe.

An diesem Abend verliere ich Mirek gegenüber kein Wort darüber. Als Kasia anruft, sage ich ihr ganz ruhig, dass ich mich auf den nächsten Tag freue. Mein Dilemma, meine Entscheidung erwähne ich mit keinem Wort.

Ich bleibe auch noch bei meinem strategischen Schweigen, als ich am nächsten Morgen ins Krankenhaus marschiere und mit Mirek die Infusionsabteilung betrete, ein großes Zimmer mit einzelnen Patientennischen, die durch Vorhänge voneinander getrennt sind. Nachdem ich mich angemeldet und in meiner Nische Platz genommen habe, kommt Dr. Atkins mit seiner Entourage aus lächelnden Schwestern herein und begrüßt mich.

»Sind Sie bereit?«, fragt er.

Das ist meine letzte Chance, alles abzublasen.

»Es ist also alles in Ordnung?«, frage ich.

»Ja«, sagt er.

»Werden Sie während der Immuntherapie Hirnscans machen? Um nach neuen Tumoren Ausschau zu halten?«

»Nein, in den nächsten drei Monaten ist das nicht nötig«, sagt er. »Das wird funktionieren.«

Ich sehe ihm nach. Und fühle mich wie ein Fallschirmspringer, der in die Dunkelheit springt, inständig hoffend, dass sich sein Schirm öffnen wird.

Ich springe.

Während ich im Liegestuhl sitze, legt eine Schwester einen intravenösen Zugang, und die Medikamente tropfen in meinen Blutkreislauf.

Ich lehne den Kopf zurück und schließe die Augen.

Vielleicht wird mich das umbringen. Doch ohne werde ich auf jeden Fall sterben. Dr. Atkins glaubt, dass es funktionieren wird. Und ich vertraue dieser Immuntherapie sogar noch mehr als ihm.

Ich werde leben!, sage ich mir vor. *Ich werde leben.*

Auf der Heimfahrt vertraue ich Mirek mein Geheimnis an. »Dr. Aizer hat gestern drei neue Tumoren in meinem Gehirn gefunden, aber ich habe Dr. Atkins nichts davon gesagt«, gestehe ich. »Nichts wird mich davon abhalten, an dieser Studie teilzunehmen.«

Mirek lächelt zögernd, nickt aber zustimmend. »Ich verstehe.«

Ich rufe Kasia an und gebe auch ihr Bescheid. Zu meiner Überraschung ist sie wie Mirek mit meiner Entscheidung einverstanden.

»Tapfer, Mom!«, sagt sie auf Polnisch zu mir.

Wenige Tage später haben Kasia und ich eine Telefonkonferenz mit Dr. Aizer. Er wiederholt, dass es gefährlich für mich sein kann, die Immuntherapie fortzusetzen, während drei neue Tumoren in meinem Gehirn wachsen. Als ich ihm sage, dass in den nächsten drei Monaten keine neuen Scans gemacht werden, klingt er noch besorgter. Aber Kasia und ich verteidigen meine Entscheidung. Wir hören ihm zu, wollen aber nicht viel von seinen Bedenken wissen.

Natürlich kann ich das damals noch nicht ahnen, aber nachdem wir aufgelegt haben, besucht Dr. Aizer meine

Schwester in ihrem Büro in Brigham, um seinen Sorgen nochmals Ausdruck zu verleihen. Sie hört ihm zu, weiß aber auch, dass ich mich längst entschieden habe. Sie behält dieses Gespräch für sich – bis lange nach Abschluss meiner Behandlung.

Am 5. Mai, drei Wochen nach meiner ersten Infusion, bekomme ich die zweite. Mirek und ich stehen früh auf und fahren zum Georgetown Hospital, um uns einen der kostbaren Parkplätze in der Tiefgarage des alten Gebäudekomplexes zu sichern. Wir irren durch ein Labyrinth aus Fluren zum Lombardi Cancer Center, kommen dabei an einem Papstporträt vorbei, das das Krankenhauspersonal als Orientierungspunkt nutzt. (»Gehen Sie direkt am Papst vorbei zur Infusionsabteilung«, sagen sie beispielsweise, oder: »Biegen Sie beim Papst rechts ab, wenn Sie eine MRT machen lassen müssen.«)

Wie immer ist das Wartezimmer des Lombardi voller Patienten, einige sind kahl von der Chemotherapie, andere sitzen im Rollstuhl, und wieder andere gehen am Stock. Aber die meisten sehen gesund und normal aus. Die medizinisch-technischen Assistenten nehmen Blut ab, und wir warten auf die Laborergebnisse. Nach ein paar Stunden treffen wir den Arzt, der die Blutuntersuchungen auswertet, um zu entscheiden, ob es mir gut genug für eine weitere Infusion geht. Es fühlt sich an, als wartete ich auf einen Sechser im Lotto. Wie schon zuvor bin ich besessen von der Angst, ich könnte wegen abweichender Blutwerte oder einer anderen drohenden Gefahr ausgeschlossen werden.

Aber nichts von alledem passiert. Körperlich stark und trotz allem optimistisch unterziehe ich mich dem zweiten

Zyklus der Immuntherapie, und zwar ohne größere Probleme. Ich habe jetzt beinahe die Hälfte der zwölfwöchigen klinischen Studie hinter mir und fühle mich gut. Mit jedem Tropfen, der in meine Venen gelangt, führen meine frisch gestärkten T-Zellen die Armee meines Immunsystems in eine Schlacht gegen jede einzelne Melanomzelle in meinem Körper. Ich konzentriere mich fest darauf, beschwöre alle meine Krebszellen zu sterben. Sie *müssen* einfach sterben.

Ich bin voller Hoffnung und Energie. Fast jeden Tag laufe oder walke ich mehrere Kilometer. Fast jeden Tag gehe ich zur Arbeit und erledige problemlos meine Aufgaben. Mit jeder Faser meines Körpers, jeder Nervenzelle in meinem Gehirn glaube ich an meine Heilung.

Bis zum großen Zusammenbruch.

Den ich wieder einmal einfach nicht kommen sehe.

VIER

Entgleist

Irgendwann nach der zweiten Infusion richtet sich mein Körper gegen mich.

Er ist durch die Medikamente so verändert worden, dass er überall Gefahr wittert. Seit der ersten Infusion ist mein Immunsystem im Daueralarmzustand. Nach der zweiten beginnt es nicht nur, die Tumoren in meinem Gehirn anzugreifen, sondern gleichzeitig auch gesundes Gewebe überall in meinem Körper. Diese Autoimmunreaktion führt zu einer Entzündung meiner Haut, meiner Schilddrüse und meiner Hypophyse. Letztere, auch Hirnanhangdrüse genannt, ist ein winziges Gebilde tief im Gehirn, das den Hormonfluss zu weiteren Drüsen des Körpers regelt, einschließlich der Nebennieren. Schon bald stellt meine Schilddrüse die Arbeit ein, sodass ich Schilddrüsenhormone einnehmen muss. Ich beginne auch mit der Einnahme von Prednison gegen den Hautausschlag, aber auch als Ersatz für die natürlichen Steroide, die meine Nebennieren nicht mehr produzieren und ohne die ich schwere Erschöpfungszustände, Muskelschwäche und einen hohen Gewichtsverlust erleiden würde.

Am meisten Sorgen macht mir die Haut. Von der Kopfhaut bis zur Fußsohle, vor allem jedoch an Rücken und Po habe ich einen roten, juckenden Ausschlag. Ich habe Schlafstörungen, muss mich einfach ständig kratzen. Ich creme mich überall mit lindernden Steroidcremes ein, die vorübergehend helfen, doch schon bald kehrt der Juckreiz zurück, und ich muss mich erneut kratzen. Nur beim lauwarmen Duschen verspüre ich ein wenig Erleichterung.

Und es gibt noch eine Nebenwirkung, die sich nicht länger ignorieren lässt.

»Ich muss mich wirklich um meinen Arm kümmern«, sage ich zu Mirek. »Schau nur, wie geschwollen er ist. Das ist so unbequem.«

Als mir vor sechs Jahren die linke Brust abgenommen wurde, wurden mir gleichzeitig auch fast alle Lymphknoten unter dem linken Arm entfernt. Ohne die Knoten kann die Lymphe nicht richtig abfließen. Sie sammelt sich im Gewebe meines Armes und lässt ihn anschwellen – etwas, das man Lymphödem nennt. Damit mein dicker Arm mich nicht immer wieder daran erinnert, dass ich nicht wirklich ganz gesund bin, habe ich ihn in den letzten Jahren einfach ignoriert und die Beschwerden sowie das Anschwellen klaglos ertragen. Doch jetzt verschlimmert die Immuntherapie das Lymphödem – eine Nebenwirkung, mit der ich bereits gerechnet habe. Obwohl ich es als harmlosen Begleitumstand der Behandlung betrachte, die mir vielleicht das Leben rettet, tut es wirklich weh. Ich bin gezwungen, mir Hilfe zu suchen.

Ich rufe in der Physiotherapie-Abteilung des Inova Fairfax Hospital an und bitte um einen Termin. Vor Mitte Juni ist nichts frei, und bis dahin sind es noch Wochen. Überrascht und verärgert über die Verzögerung, versuche ich mir einzureden, dass die Zeit schnell vergehen wird. Aber mein Arm macht mir wirklich zu schaffen.

Ich beschließe, mich mit einem Kurztrip zu meiner Tochter und ihrer Familie in New Haven abzulenken. Es ist jetzt einen Monat her, dass wir uns das letzte Mal gesehen haben, und ich vermisse sie, möchte so viel Zeit wie möglich mit allen verbringen, solange es noch geht. Meine dritte Infusion ist für den 26. Mai, also erst in einer Woche, angesetzt. Am nächsten Tag möchte ich den Zug nach Norden nehmen.

Am Tag meiner Abreise ist es bereits frühmorgens heiß und schwül, ein kleiner Vorgeschmack auf den sengenden Sommer, der die Mittelatlantikstaaten schon bald lahmlegen wird. Mein linker Arm ist geschwollen und schmerzt, und mein Ganzkörperausschlag treibt mich schier in den Wahnsinn. Aber meine körperlichen Beschwerden sind nichts gegen die Vorfreude auf meine Tochter und meine Enkel. Keine Sekunde überlege ich, meine Reise abzusagen.

Mittags setzt mich Mirek im Zentrum von Washington, D. C., an der Union Station ab, und ich nehme den Amtrak Express nach New Haven. Mit kleinem Gepäck besteige ich den Zug und suche mir einen Ruhebereich, in dem das Telefonieren und laute Unterhaltungen untersagt sind. Ich finde einen Fensterplatz in einer ansonsten leeren Reihe, kuschle mich in die Polster, hole ein Buch aus meiner Tasche und genieße die Einsamkeit.

Langsam rumpelt der Zug durch Maryland, anschließend durch New Jersey. Mitten im Nirgendwo bleibt er quietschend stehen. Vor dem Fenster nichts als leere Felder, weite grüne Wiesen und ein paar Bäume in der Landschaft. Kein Bahnhof weit und breit, ja nicht einmal ein Haus.

Nach kurzer Zeit fallen Zugbeleuchtung und Klimaanlage aus. Die gesamte Elektrik funktioniert nicht mehr.

Schweigend warten wir. Es herrscht eine Stille, die ich noch bis vor Kurzem sehr zu schätzen wusste. Doch jetzt ist sie nervenzermürbend, weil sinnlos.

Ich lege meinen geschwollenen Arm auf das schmale Fenstersims. Es ist zu hoch angebracht, sodass es für meinen Arm noch unbequemer wird. Die Lehne hilft mir auch nicht weiter, sie ist zu niedrig. Mein Arm schmerzt, meine Hand ist dick. Ich starre auf Finger und Handfläche, die so aufgeblasen aussehen, als könnten sie jeden Moment platzen.

Warum habe ich nicht schon viel früher bei der Physiotherapie angerufen?

Ich versuche mich auf mein Buch zu konzentrieren, geduldig und entspannt zu bleiben – leider vergeblich. Meine Unruhe hält an, genauso wie die Verspätung. Minuten verstreichen, und es geht immer noch nicht weiter. Es gibt keine Durchsagen, und niemand in diesem Waggon scheint zu wissen, was los ist. Nach mindestens einer halben Stunde knackt irgendwann der Lautsprecher.

»Wir haben ein Problem mit den Gleisen. Ein Baum ist umgestürzt«, sagt eine Stimme. »Wir warten darauf, dass er von Gleisarbeitern entfernt wird. Anschließend geht es weiter.«

Noch mehr Zeit verstreicht, und nichts passiert. Im Waggon ist es heiß, und ich habe Durst. Meine Haut brennt lichterloh. Neben dem Pochen im Arm habe ich jetzt auch noch Kopfschmerzen – ein leichtes, aber hartnäckiges Klopfen, das meinen gesamten Schädel ausfüllt.

Zwei Stunden vergehen, bis wir schließlich die Fahrt fortsetzen. Doch selbst dann zuckeln wir in einem Tempo weiter, das mir noch langsamer vorkommt als vor dem Stopp. Es ist genauso nervtötend, als würden wir gar nicht fahren.

Ich eile aus dem Ruhebereich und rufe Kasia an. Ich koche vor Wut.

»Unglaublich! Dieser Amtrak ist wirklich das Letzte!«, zische ich auf Polnisch. »Wie kann man die Leute einfach ohne jede Information hängen lassen und es ihnen dazu noch selbst überlassen, wo sie was zu essen oder zu trinken herkriegen? Total verantwortungslos!«

Kasia hört mir geduldig zu und sagt, dass sie es kaum erwarten kann, mich zu sehen. Ihre heiß geliebte Stimme kann mich aber nicht beruhigen.

Statt fünf Stunden brauche ich ganze sieben Stunden bis New Haven. Als der Zug endlich in den Bahnhof einfährt, mache ich meinem Unmut laut Luft. »Fünf Stunden sind auch noch zu lang!«, schimpfe ich. »Die Infrastruktur in unserem Land ist einfach furchtbar. In Europa wären wir nur einen Bruchteil der Zeit unterwegs.« Ich bin müde und verschwitzt, außerdem wollen die Kopfschmerzen einfach nicht weggehen.

Ich nehme ein Taxi, nach einer Viertelstunde hält es vor Kasias und Jakes Haus.

Als ich es betrete, springen Lucian und Sebastian mir so begeistert entgegen, dass sie mich fast umreißen. »*Babcia, babcia!*«, rufen sie im Chor. »Ich liebe dich, ich liebe dich, ich hab dich so vermisst!« Ich küsse ihre mit Ketchup verschmierten Gesichter, umarme sie und will sie gar nicht mehr loslassen.

Kasia kommt aus der Küche geeilt, um mich zu begrüßen. »Mama!«, ruft sie. »Ich freue mich so, dass du da bist!«

Sie küsst mich, und ich schmiege mich an sie, so fest ich kann. Ich möchte die Wärme meiner Tochter spüren, ihr zeigen, dass ich sie vermisst habe und überglücklich bin, sie zu sehen. Aus einem entzückenden kleinen Mädchen ist eine wunderbare, reife Frau geworden. Sie ist intelligent und geht ganz in ihrer Familie und ihrer anspruchsvollen Arbeit auf. Ich möchte ihr genau das sagen, ihr wie schon so oft sagen, wie stolz ich auf sie bin und wie sehr es mich freut, so eine hübsche, erfolgreiche Tochter zu haben.

Stattdessen sage ich etwas ganz anders.

»Amtrak ist scheiße!«, lauten meine ersten Worte.

Sie ist ein wenig schockiert.

»Ich kann dir gar nicht sagen, wie lange diese Zugfahrt gedauert hat«, meckere ich. »Ich werde nie mehr mit diesem Zug fahren.«

»Mom, komm setz dich. Lass uns entspannen und –«

»Es ist einfach unverantwortlich, die Leute so lange in diesem Zug einzusperren. Es war grauenhaft.«

Ich sehe, wie sie mich anschaut, mich anfleht, die Sache endlich auf sich beruhen zu lassen, aber den Gefallen werde ich ihr nicht tun. Man hat mir Unrecht getan, und ich möchte, dass sie Mitleid mit mir hat.

»Es gibt keine Entschuldigung«, fahre ich fort. »Es ist eine Schande, dass dieses reiche, fortschrittliche Land Züge in so einem miserablen Zustand hat. In Europa fahren sie viel schneller. Kannst du dir vorstellen, wie lange ich in diesem Zug gesessen habe?«

Sebastian und Lucian zerren an mir, versuchen mich an einem Spiel zu beteiligen. Aber ich will, dass die Jungen verstehen, was ich gerade durchgemacht habe. Es war eine grässliche Erfahrung.

»Amtrak ist scheiße!«, widerhole ich. Und zwar immer wieder von vorn. Lucian und Sebastian sind bald von meiner Schimpftirade gelangweilt und verschwinden in ihr Zimmer, wo sie lachend und kreischend weitertoben.

»Okay, Mom, jetzt ist es aber mal gut mit diesem Zug«, schaltet sich Kasia ein. »Du bist ja jetzt da. Was darf ich dir bringen? Möchtest du dich hinlegen?«

Jetzt ist es aber mal gut?, denke ich. Ich bin schwer getroffen. »Der Zug war furchtbar —«

»Lass uns das Thema wechseln«, sagt sie sanft.

»Warum darf ich nicht meine Meinung sagen?«, gebe ich verbittert zurück.

Kasia versucht meinen Wutausbruch abzukürzen. Sie kümmert sich um die Jungen und beginnt mit der Zubereitung des Abendessens. Aber ich kann einfach nicht umschalten. Ich ärgere mich über Kasia. Ich ärgere mich über die Jungen, einfach über alles. Auf einmal bin ich so unglaublich müde. Und dann diese Kopfschmerzen, die einfach nicht aufhören.

Ich bleibe zwei Tage in New Haven, genau wie geplant. Aber mein Aufenthalt ist überhaupt nicht so erholsam, wie er sein sollte – weder für mich noch für meine Familie.

Ich kann nicht aufhören, über meine Zugfahrt zu sprechen. Ich erwähne sie Kasia und Jake gegenüber immer wieder – auch gegenüber ihren Freunden, die vorbeikommen, um mich zu begrüßen und mir alles Gute zu wünschen. Sie hören mir höflich zu, aber ich sehe an ihren Gesichtern, dass sie denken: *Warum erzählt sie uns das alles? Was ist denn so dermaßen schlimm daran?*

Aber es ist schlimm. Und wie! Wenn sie das nicht verstehen, muss etwas mit ihnen nicht stimmen.

Amtrak ist scheiße! Dieser Satz kreist unablässig in meinem Kopf wie eine Spielzeugeisenbahn. »Amtrak ist scheiße«, sage ich immer wieder laut – zu jedem, der in meine Nähe kommt.

Doch nicht nur Amtrak regt mich auf. Ich rege mich auch auf, wenn das Mittagessen nur fünf Minuten später auf dem Tisch steht, als von Kasia angekündigt. Ich kann den Lärm der Jungen nicht ertragen. Alles, was meine Familie tut, nervt mich, und daraus mache ich auch gar keinen Hehl.

Am zweiten Tag meines Besuchs rennt Sebastian nachmittags laut lachend in mich hinein. Das treibt mich auf die Palme. »Sei leise!«, schimpfe ich ihn. »Hör endlich damit auf! Hör auf!«

Er sieht aus, als würde er gleich losheulen. »Du bist so was von böse!«, erwidert er.

»Ach, komm schon! So empfindlich bist du doch auch wieder nicht! Kannst du keine Kritik vertragen? Das ist doch der Wahnsinn!«

Er bricht in Tränen aus und rennt aus dem Zimmer. Kasia kommt aus der Küche.

»Im Ernst, Mom«, sagt sie. »Du bist böse. Das ist so gar nicht deine Art.«

Ich traue meinen Ohren kaum.

Sie ergreift für ihn Partei? Ich soll böse sein? Ist das ihr Ernst?

Ich wende mich ab. Ich will nicht mehr mit meiner Familie reden. Ich gehe ins Gästezimmer und mache die Tür hinter mir zu.

Warum streitet Kasia mit mir?, frage ich mich, als ich im dunklen Zimmer liege und mich um meinen geschwollenen Arm kümmere. Ich habe eine bessere Behandlung verdient.

Ich bin nicht die Einzige, die sich darüber wundert, wie dieser Besuch verläuft. Viel später werde ich erfahren, dass Jake und Kasia unten in der Küche über mich reden, als ich an diesem Spätfrühlingstag im ersten Stock liege – ganz leise, damit ich sie nicht hören kann. Sie sind beide überrascht, dass ich Sebastian so angeherrscht habe, den ich sonst immer so liebevoll behandle. Obwohl ich stets sage, was ich denke, pflege ich mit meiner Familie einen äußerst herzlichen Umgang. Doch jetzt erlebt sie mich als kühl und gereizt. Dass ich regelrecht besessen von diesem Zug bin, bereitet ihnen Kopfzerbrechen. Sie verstehen einfach nicht, was mit mir los ist.

Kasia scheibt alles auf meine Sorgen wegen der experimentellen Behandlung, auf meine Angst vor dem Tod. Vielleicht habe ich ja Depressionen? Aber Jake ist sich da nicht so sicher: Ich sei dem Tod schon einmal von der Schippe gesprungen, ruft er ihr in Erinnerung, sei aber trotzdem offen und mitfühlend gewesen, hätte meine Ängste und Sorgen mit ihnen geteilt. Das hier ist wirklich seltsam, finden beide.

Sie merken, dass ich mich komisch verhalte, aber ich kann das nicht erkennen. Und auch nicht die Verwirrung und das Leid, das ich dadurch verursache. Oben im Gästezimmer bin ich in meiner eigene Welt, kann nur noch denken, wie ungerecht man mich behandelt und wie extrem inkompetent das amerikanische Bahnsystem ist.

Was haben die bloß alle? Kasia ist gar nicht so herzlich wie sonst. Die Jungs sind zu laut – sie sind einfach viel zu verzogen. Amtrak ist scheiße!

Wieder diese Kopfschmerzen, dazu die verdammte Hitze.

Im Vergleich mit dem Juckreiz und den anderen Nebenwirkungen der Immuntherapie fühlt sich der Kopfschmerz geradezu harmlos an. Trotzdem habe ich am Vortag für alle Fälle im Georgetown angerufen. Aber als ich die Kopfschmerzen als mild und nicht konstant beschreibe, beschließen wir, dass ich mir keine Sorgen machen muss. Dennoch werde ich gebeten, sie im Auge zu behalten. Es ist kein heftiger, plötzlicher Kopfschmerz, also keiner, bei dem bei Kasia, den Ärzten und mir selbst die Alarmglocken schrillen müssten. Ich hab schon Schlimmeres erlebt, denke ich mir – und bin nicht in der Lage, das Warnsignal zu erkennen.

✦

Ich merke nichts und auch sonst niemand in meinem Umfeld. Aber tief in meinem Gehirn tobt bereits ein heftiger Krieg. Die Tumoren, die wir bestrahlt haben, setzen tote Zellen frei und sorgen so für Abfallstoffe und nekrotisches – also totes – Gewebe. Diese alten Tumoren werden zusätzlich durch die Immuntherapie angegriffen – genauso wie die drei neuen Tumoren, die Dr. Aizer kurz vor meiner Teilnahme an der klinischen Studie entdeckt hat. Die von meinen modifizierten T-Zellen tödlich verwundeten Krebszellen der sechs Tumoren, die zwischen Januar und

April entdeckt worden sind, sind wie winzig kleine Leichen. Sie müssen abgebaut und über Blut und Lymphe aus meinem Gehirn entfernt werden. Mein gesamtes Gehirngewebe ist entzündet und geschwollen – von den Metastasen, aber auch durch die Doppelbelastung Bestrahlung und Immuntherapie. Ja schlimmer noch: Meine Blut-Hirn-Schranke, die normalerweise verhindert, dass Gifte und andere Substanzen ins Gehirn eindringen können, ist durch die Immuntherapie durchlässig geworden und gibt über kleinste Blutgefäße (Kapillaren) Flüssigkeiten frei. Die reichern sich in meinem Gehirn an, reizen das Hirngewebe und lassen es anschwellen – etwas, das man Hirnödem nennt.

All das richtet einen verheerenden Schaden in meinem Kopf an – so wie mein Verhalten in meiner Familie. Obwohl ich wusste, dass ich unter Umständen einen hohen Preis für meine Überlebenschance zahlen muss, konnte ich mir auch nicht annähernd vorstellen, wie hoch er wirklich ist. Mein Gehirn – vor allem mein Stirnlappen, um den sich Dr. Aizer besonders große Sorgen gemacht hat, weil er wichtige kognitive Funktionen kontrolliert – hat sich zu einem tödlichen Schlachtfeld entwickelt.

Und mein Leben ist ernsthaft in Gefahr. Der aus festem Knochen bestehende Schädel kann nicht nachgeben und sich weiter nach außen wölben, um den Druck vom Gehirn zu nehmen. Wenn das Gehirn anschwillt, kann es nur in eine Richtung ausweichen: ins Große Hinterhauptsloch unten am Schädel, wo der Hirnstamm in die Wirbelsäule übergeht. Diese primitivste Hirnregion kontrolliert grundlegende Funktionen wie Atmung, Herzschlag und Blutdruck. Wird der Hirnstamm durch eine Schwellung gequetscht oder anderweitig verletzt, kann es zu einem Herzstillstand kommen, und man stirbt.

Hätte ich erkannt, dass mein Stirnlappen angegriffen wird und was das mit meiner Persönlichkeit macht, hätte ich vielleicht Parallelen zum berühmten Fall von Phineas Gage gezogen, ein Eisenbahnarbeiter, der sich Mitte des 19. Jahrhunderts eine furchtbare Verletzung zuzog. Gages persönliche Tragödie bedeutete einen Wendepunkt in der Hirnforschung. Er hatte mit einem langen Eisenstab Sprengstoff in einen Felsen gestopft, als dieser plötzlich explodierte und den Stab wie einen Speer durch seinen Kopf jagte[18]: Er trat an seiner linken Wange ein, durchbohrte seine linke Hirnhälfte und vernichtete einen Großteil seines Stirnlappens, um dann oben am Schädel wieder auszutreten und in etwa achtzig Meter Entfernung von Gage zu landen. Erstaunlicherweise überstand der Fünfundzwanzigjährige den Unfall und lebte noch elf Jahre mit einem riesigen Loch in seinem Schädel weiter – allerdings mit dramatischen Persönlichkeitsveränderungen. Der einst so umgängliche Mann begann ständig zu fluchen, konnte die einfachsten Tätigkeiten nicht mehr verrichten und schien nur noch sich selbst im Blick zu haben. Sein Verhalten nahm solch untragbare Formen an, dass er gefeuert wurde, woraufhin er als fliegender Händler sein Dasein fristete und schließlich nach einer Reihe von Krampfanfällen starb, die vermutlich im Zusammenhang mit seinem schlimmen Unfall standen.

Gages Pech hat uns etwas Entscheidendes über die Bedeutung des Stirnlappens für den menschlichen Verstand gelehrt – wenn auch nicht das, wovon man damals ausging. Zeitgenössische Wissenschaftler glaubten, dass die durch den Unfall zerstörten Regionen in Gages Gehirn für seine

Selbstkontrolle zuständig wären. Doch heute wissen wir, dass es wesentlich komplizierter ist: Gefühle, die unsere Persönlichkeit prägen, sind nicht in einer bestimmten Hirnregion ansässig, wie einst angenommen, sondern in Form eines komplexen Netzwerks, das wir nach wie vor nicht völlig begreifen, überall im Gehirn verteilt.

Trotzdem wissen wir, dass der Stirnlappen über verschlungene Wege die eigene Persönlichkeit prägt. Menschen, deren Stirnlappen geschädigt ist – sei es nun infolge eines Schädel-Hirn-Traumas wie bei Gage, infolge von Krebs wie bei mir oder durch eine neurodegenerative Erkrankung wie Alzheimer, erleben oft tief greifende Persönlichkeitsveränderungen. In manchen Fällen sind diese Veränderungen wirklich bizarr und gehen mit einer offensichtlichen Enthemmung einher, mit großer bis völliger Gleichgültigkeit den Auswirkungen gegenüber. Extremere Beispiele dafür können lautes, unablässiges Fluchen oder aber sexuell unangemessenes Verhalten sein.

Die meisten psychischen Erkrankungen – angefangen von Alzheimer über Schizophrenie oder eine bipolare Störung bis hin zu Depressionen – gehen mit Veränderungen im Gefühlshaushalt der Betroffenen und ihrer Persönlichkeit einher. Kommt es jedoch zu starken Persönlichkeitsveränderungen – und das innerhalb kürzester Zeit –, kann auch ein Problem im Stirnlappen, ein Tumor oder eine Verletzung, dafür verantwortlich sein.

Auch meine Kopfschmerzen und meine Persönlichkeitsveränderungen weisen darauf hin, dass etwas mit mir ernsthaft nicht in Ordnung ist. Zusammengequetscht wie Wackelpudding in einem Einmachglas und verschoben durch die Schwellung, kann mein Stirnlappen seine Kontrollfunktionen nicht mehr richtig wahrnehmen und mir befehlen, lieber erst innezuhalten und nachzudenken, bevor ich etwas tue. In gewisser Weise ist diese wichtige Hirnregion in einen früheren Zustand zurückgekehrt und mit dem Gehirn eines Kleinkinds vergleichbar, das über keinerlei Impulskontrolle verfügt und noch nicht gelernt hat, schwierige soziale Situationen zu entschärfen.

Ich bemerke nichts von alledem. Wenn ich überhaupt wahrnehme, dass etwas anders ist als sonst, schiebe ich es auf meinen Stress durch die Hitze, die anstrengende Reise und durch den Lärm und das Herumgetobe meiner Enkel. Ich muss einfach nur nach Hause zurückkehren und meinen Alltag wieder aufnehmen, der deutlich weniger hektisch ist. Ich sehne mich nach Ruhe und Frieden. Ich vermisse Mirek und kann es kaum erwarten, wieder bei ihm zu sein.

Einen Tag nachdem ich Sebastian so angeblafft habe, reise ich aus New Haven ab. Meine bestürzte Tochter bringt mich gemeinsam mit meinen Enkeln zum Zug. Ich küsse sie zum Abschied, weiß, dass ich sie vermissen werde, will aber nur noch nach Hause.

Die Rückreise verläuft unauffällig, und Mirek holt mich an der Union Station ab. Schon aus der Ferne kann ich sein Auto erkennen, es ist ein grüner VW Passat mit Dachgepäckträger für unsere Räder.

Als ich aus dem Zug steige, strahlt er mich an und sagt: »Ich freu mich so, dich zu sehen!« Dann beugt er sich vor, um mich zu küssen.

Ich erwidere seinen Kuss nicht. »Ich bin sehr müde«, blaffe ich ihn an. »Ich will endlich nach Hause.«

Er sieht mich verwirrt, ja verletzt an. »Ist etwas Schlimmes passiert?«, fragt er. »Du hattest doch bestimmt eine schöne Zeit?«

»Was soll denn diese Fragerei? Ich bin müde!«

Er verfällt in Schweigen, aber ich bin noch nicht fertig. »Ständig überschüttest du mich mit Fragen«, zische ich ihn an. »Was ist nur mit dir los?«

Seine Augen glänzen. Sind das etwa Tränen? Mir doch egal!

Mirek sagt gar nichts mehr. Schweigend fahren wir nach Hause.

FÜNF

Vergiftet

Anfang Juni nehme ich meinen Alltag wieder auf, der inzwischen folgendermaßen aussieht: Ein Arztbesuch jagt den anderen, während ich nach wie vor Vollzeit arbeite. Im Büro finde ich die kleinsten Fehler meiner Angestellten höchst ärgerlich. Statt darüber hinwegzusehen wie sonst, kritisiere ich sie ständig.

Natürlich finde ich das nervig!, sage ich mir. *Ich bin es leid, krank zu sein. Ich bin meinen Ausschlag leid und meinen geschwollenen Arm. Ich bin einfach alles leid. Auch meine wiederkehrenden Kopfschmerzen.*

Als ich wegen meines Lymphödems endlich zur Physiotherapie kann, habe ich keine Lust hinzugehen. Obwohl mir der Arm nach wie vor Probleme bereitet, hasse ich die Vorstellung, ein weiteres Krankenhaus aufzusuchen. Diese Arztbesuche erinnern mich immer wieder aufs Neue daran, dass ich krank bin. Und dieser Besuch ist ganz besonders nervig, wo ich doch so sehr versuche, die Hoffnung nicht aufzugeben. Mein Melanom wird angesichts der wunderbaren neuartigen Therapie den Rückzug antreten, davon bin ich felsenfest überzeugt.

Aber ich bin jemand, der einmal getroffene Vereinbarungen einhält, anstatt in letzter Minute abzusagen. Also gehe ich hin. Es ist nur eine kurze Strecke über Nebenstraßen, anschließend werde ich direkt zur Arbeit weiterfahren.

Ich kenne unser örtliches Krankenhaus gut. Ich war schon wegen mehrerer harmloser Operationen hier, denen sich Mirek, Witek und ich in den letzten dreißig Jahren unterziehen mussten. Doch als ich heute auf den angeschlossenen Parkplatz einbiege, frage ich mich, ob ich hier richtig bin.

Alles ist mir vollkommen fremd. Ich kann mich nicht an diese Anordnung der Stellplätze erinnern.

Ist sie verändert worden?

Ich fahre in das große mehrstöckige Parkhaus. Im Erdgeschoss ist kein Platz mehr frei, deshalb fahre ich weiter nach oben. Ich fahre immer weiter hinauf, ziehe endlos Kreise zu immer höheren Ebenen – kann aber nirgendwo einen freien Parkplatz finden.

Ich erreiche das Parkdeck, wo ich kurz von der Sonne geblendet werde. »Bei dieser Hitze wird es bei meiner Rückkehr im Auto unerträglich sein«, sage ich laut, während ich den Wagen abstelle.

Ich nehme die Treppe bis ganz nach unten ins Erdgeschoss. Dort angekommen, finde ich mich in einem verwirrenden Labyrinth aus langen Gängen wieder, die in alle möglichen Richtungen gehen, gesäumt von Türen, die wer weiß wohin führen.

Wieder habe ich mich verirrt. *Ist hier denn gar nichts beim Alten geblieben?*

Wut steigt in mir auf. »Warum musste ich überhaupt herkommen? Mann, ist das blöd«, knurre ich. »Wo ist der Empfang? Warum erleichtert man es den Patienten nicht ein wenig, sich zurechtzufinden?«

Ich frage mehrere Leute nach dem Weg, aber sosehr sie sich auch bemühen: Ich kann die Physiotherapie-Abteilung einfach nicht finden.

Ich kann kaum fassen, dass man mir das antut! Ich bin krank – wie kann man mich nur so einer Strapaze aussetzen?

Irgendwann stolpere ich über den Empfang der Physio-Abteilung und koche vor Wut.

Nachdem ich angemeldet bin, setze ich mich ins Wartezimmer – doch jedwede Erleichterung darüber, dass ich endlich am richtigen Ort bin, verfliegt im Nu. Mir gegenüber hustet und weint ein kleiner Junge. Er quengelt, will, dass sein Vater mit ihm rausgeht.

Ich starre das Kind wütend an. *Warum, um alles in der Welt, nimmt man ein krankes Kind mit in dieses Wartezimmer? Ich bin stark geschwächt. Ich kann es mir nicht leisten, mit so jemandem zusammen auf engem Raum zu sitzen!*

Während das Kind weiterweint, wächst mein Hass.

Ist das nicht eine Physio für Erwachsene? Kranke Kinder sollten in eine andere Klink gehen. Man sollte sie isolieren! Der wird mich bloß anstecken!

Ich hasse den kleinen Jungen. Ich hasse seinen Vater. Ich hasse diesen Ort.

Meine Qualen nehmen kein Ende, bis schließlich eine Frau im weißen Kittel das Wartezimmer betritt und mich aufruft. »Ich bin Theresa«, sagt sie lächelnd. »Schön, Sie kennenzulernen.«

Was für ein angestrengtes, falsches Lächeln. So was von unaufrichtig! Was will die nur von mir? Ich muss sie gut im Auge behalten.

Sie führt mich in einen Untersuchungsraum und bietet

mir einen Stuhl an, beginnt dann, sich meinen Arm anzusehen.

»Das Lymphödem ist wirklich stark fortgeschritten«, sagt sie. »Sie haben viel zu lange gewartet. Die Schwellung geht vielleicht nie mehr zurück. Ich werde Ihnen erklären, wie wir sie behandeln sollten, damit sie sich nicht verschlimmert, aber Sie müssen meinen Anweisungen genauestens folgen. Ansonsten kann das gefährlich für Ihre Gesundheit werden. Dann kann sich Ihr Arm entzünden.«

Was labert die denn da? Meine Güte, was ist das nur für ein öder, langweiliger und grauenhafter Ort!

Ich überlege, was wir heute zu Abend essen sollen. *Hat Mirek Lachs eingekauft? Bestimmt hat er es vergessen. Ständig vergisst er alles, worum ich ihn bitte. Wie konnte er nur –*

Kurz reißt mich ihre Stimme aus meinen Gedanken. »Kommen Sie, ich zeige Ihnen, wie Sie Ihren Arm bandagieren müssen. Die nächsten ein, zwei Monate werden Sie einen Verband tragen. Das ist sehr wichtig – haben Sie das verstanden?«

Wie spät ist es? Ich muss dringend heim. Erst recht, wenn Mirek vergessen hat einzukaufen. Ich muss das Abendessen zubereiten.

Sie schaut mich an. »Sie müssen das wirklich machen«, sagt sie nachdrücklich.

Ich tue so, als würde ich ihr zuhören.

»Wenn Sie den Verband angelegt haben, ziehen Sie einen Kompressionsärmel an wie diesen hier.« Sie hält mir eine lange, fleischfarbene Röhre hin, die den Arm vom Handgelenk bis zur Achsel umhüllen soll. »Nachts müssen Sie einen anderen tragen, damit Ihr Arm komprimiert wird und sich keine Lymphflüssigkeit sammeln kann.«

Ich betrachte den Ärmel. Er ist hässlich und albern.

»Soll das ein Witz sein?«, blaffe ich sie an. »Erwarten Sie tatsächlich, dass ich dieses lächerliche Ding trage? Es sieht aus wie ein mittelalterliches Folterinstrument.«

Sie sagt nichts darauf.

Für wen hält die sich eigentlich? Und dann dieser überhebliche Blick! »Ich bin eine berufstätige Frau in verantwortungsvoller Position«, fahre ich fort. »Wie zum Teufel sieht das denn aus, wenn ich diesen albernen Verband samt Kompressionsärmel trage? Das kann vielleicht jemand haben, der den lieben langen Tag zu Hause hockt, aber ich doch nicht! Ich arbeite in einer bedeutenden Firma. Ich leite eine große Abteilung. Da muss es doch andere Lösungen geben.«

Schweigend schaut sie mich an.

Ich weiß es besser! »Warum massieren Sie mir nicht einfach den Arm und damit basta?«, schlage ich vor.

»Eine Massage funktioniert nur in Verbindung mit diesen Kompressionsärmeln«, sagt sie. »Sie haben ein ernsthaftes Gesundheitsproblem, das einer sofortigen Behandlung bedarf – und das langfristig.«

Ich mag ihre Visage nicht. Sie ist arrogant. Das wusste ich schon, als ich ihr falsches Lächeln gesehen habe. »Ich werde nichts um meinen Arm wickeln«, sage ich. »Das können Sie sich abschminken.«

»Sie müssen mehrmals wiederkommen«, beharrt sie. »Und Sie müssen aufhören, mit mir herumzustreiten.«

»Mehrmals wiederkommen?« Ich muss laut lachen. »Ich habe keine Zeit für solchen Quatsch!«

Ich stehe auf und werfe ihr einen vernichtenden Blick zu, drehe mich dann auf dem Absatz um und stapfe zur

Tür, quer durchs Wartezimmer in den Flur. »Was war denn das für ein Blödsinn?«, sage ich laut.

Was für eine Zeitverschwendung! Ich werde nie mehr hierher zurückkommen. Grauenhaft! Die haben doch null Ahnung von ihrem Job!

Ich finde die Treppe zum Parkhaus und marschiere schnurstracks zum Parkdeck, direkt in die Sonne. Ich steige in den Wagen und sause in Abwärtsspiralen aus dem Parkhaus. Endlich kann ich zur Arbeit fahren. Ich bin wild entschlossen, diesen Quatsch hinter mir zu lassen und endlich mit meinem Tag zu beginnen.

Jetzt ist die Autobahn nicht mehr verstopft.

Natürlich ist jetzt niemand mehr auf den Straßen unterwegs. Weil alle längst in der Arbeit sind! Und das wäre ich auch, wenn ich nicht über eine Stunde in diesem dämlichen Krankenhaus verbracht hätte!

Es ist eine einfache Strecke, die zum lebhaften NIMH Campus in Bethesda führt, zur wichtigsten Behörde für biomedizinische Forschung überhaupt. Fast einundzwanzigtausend Angestellte arbeiten in zahlreichen Gebäuden auf Hunderten von Hektar einstigen Privatgeländes.

Obwohl mich dieser sinnlose Physiotermin erschöpft hat, lege ich einen langen Arbeitstag ein und kontrolliere alle möglichen Aspekte der Gehirnbank. Kaum bin ich da, werde ich mit Fragen nur so bombardiert. Einer der medizinisch-technischen Assistenten erkundigt sich nach einem potenziellen Gehirn, will wissen, ob wir es annehmen sollen. Kaum ist er weg, kommt eine Kollegin mit einer ganz ähnlichen Frage herein. Nachdem sie gegangen ist, beantworte ich ein Dutzend Mails von Forschern aus dem ganzen Land, die dringend Gehirnproben benötigen, anschließend schaue ich mir die neuesten Daten zu den von uns gelagerten Gewebeproben an.

Wenn ich ins Labor gehe, um mir die Arbeit meiner Angestellten anzusehen, komme ich an der Pralinenschale meiner Assistentin vorbei. Sie hat immer Süßigkeiten dabei, die ich normalerweise stets ignoriere. Ich esse nicht gern ungesund, und normalerweise erst recht keine Süßigkeiten. Aber gestern haben die Pralinen so köstlich ausgesehen, dass ich den ganzen Tag welche gegessen habe. Ich konnte einfach nicht mehr damit aufhören. Heute geht es mir genauso. Jedes Mal, wenn ich an der Schale vorbeigehe, nehme ich mir eine heraus und stecke sie in den Mund. Noch nie hat mir Süßes so gut geschmeckt.

Eines frühen Abends, wenige Tage nach dem Physiotermin, bin ich in der Küche, schneide Gemüse klein und würfle Fleisch, um uns etwas im Wok anzubraten. Ich nippe an einem Glas Wein und versuche mich zu entspannen, als ich höre, wie es an der Haustür klopft. Mirek ist oben in seinem Arbeitszimmer, also mache ich auf.

Ein etwa dreißigjähriger Mann mit einem breiten Lächeln steht vor mir.

»Hallo, Mrs Lipska!«, sagt er fröhlich.

Wie seltsam – er tut so, als würde er mich kennen! Ich habe diesen Mann noch nie zuvor gesehen. Was will der bloß? Irgendwas stimmt hier nicht, das spüre ich genau. Das ist gefährlich!

Ohne dass ich ihn dazu aufgefordert hätte, macht er Anstalten, unser Haus zu betreten.

Ich verstelle ihm den Weg.

»Ich bin John«, sagt er. »Der Kammerjäger.« Er gibt mir die Hand. Ich schüttle sie nicht.

»Wer?«, frage ich.

»John. Wir sind Ihre Kammerjäger, schon vergessen?«

Der führt eindeutig irgendwas im Schilde.

»Seit zwanzig Jahren sorgen wir dafür, dass Sie keine Ameisen haben.« Er spricht jetzt betont langsam.

Diese veränderte Stimme – er wittert, dass ich Lunte gerochen habe.

»Wir haben einen Termin«, fährt er fort. »Darf ich mich umsehen?«

»Einen Termin? Ach, wirklich?«, sage ich sarkastisch. »Weswegen sind Sie heute hier?«

Er sieht mich verwirrt an.

»Ameisen!«, rufe ich. »Die sind überall!« Ich sause in die Küche. »Kommen Sie rein! Schauen Sie nur: da und da!«

Ich zeige auf die Fensterbank, wo ein paar winzige Ameisen an der Wand entlang zur Hintertür laufen, die auf unsere Terrasse hinausgeht. »Ameisen! Sehen Sie? Außerdem muss ich Ihnen unbedingt diesen Flecken bei uns im Keller zeigen. Das könnte Schimmel sein.« Es sprudelt nur so aus mir heraus. »Schnell, kommen Sie und schauen Sie sich das an!«

Er eilt in den Keller. Ich bin sehr erleichtert, ihn los zu sein, doch wenige Minuten später ist er wieder da und redet irgendwas. Ich verstehe nur *Chemikalien.*

Er wird Chemikalien versprühen.

»Chemikalien!« Ich zucke zusammen, als hätte er mich geschlagen. »Wie meinen Sie das, *Chemikalien?*«

Er sieht mich nervös an.

Wusst' ich's doch, jetzt hab ich ihn!

»Unsere Chemikalien sind hocheffektiv gegen Ameisen und Schimmel«, sagt er, wenn auch stockend und schwer verunsichert.

Aha! Jetzt ist er mit seinem Latein am Ende!

»Wir haben da noch ein anderes Spray gegen Termiten.« Er schweigt einen Moment und sagt dann: »Machen Sie sich keine Sorgen. Die sind alle ganz unbedenklich.«

»Unbedenklich? Chemikalien?«, schreie ich. »Ja, wissen Sie denn nicht, dass Chemikalien pures Gift sind? Wie können Sie behaupten, die wären unbedenklich?«

»Na ja, die Kundensicherheit steht bei uns an erster Stelle und –«

»Dann verraten Sie mir doch bitte mal, was das für Chemikalien sind!«, verlange ich. »Welche Verbindungen verwenden Sie?«

Er sieht mich verwirrt an.

Ich hab ihn in die Enge getrieben! »Sie haben nicht die geringste Ahnung, stimmt's? Sicher? Dass ich nicht lache! Ich bin Chemikerin. Mich hauen Sie nicht übers Ohr. Ich habe kleine Enkelkinder. Wollen Sie die etwa vergiften? Wollen Sie uns alle vergiften? Haben Sie das mit uns vor? Alle Chemikalien sind giftig. Ich verbiete Ihnen, in diesem Haushalt irgendwelche Chemikalien einzusetzen.«

Jemand tritt hinter mich, und ich merke, dass Mirek die Treppe heruntergekommen ist.

»Hallo, wie geht es Ihnen?«, fragt Mirek den jungen Mann.

Warum begrüßt Mirek ihn so herzlich? Dieser Fremde will uns vergiften!

Mirek wendet sich an mich. »Mach dir keine Sorgen, er wird heute nichts unternehmen«, sagt er beruhigend. »Er schaut sich bloß alles an.« Dann widmet er sich irgendwelchen Unterlagen, die der junge Mann auf die Kücheninsel gelegt hat. »Ich unterschreibe diese Papiere.«

»Kommt gar nicht infrage!«, rufe ich und dränge mich zwischen ihn und die Kücheninsel. Ich beuge mich zu dem jungen Mann vor und schreie: »Sie sind gefeuert!«

Seine Züge entgleisen. Noch bevor Mirek etwas sagen kann, fahre ich fort. »Sie werden nicht nur nie wieder für uns arbeiten, sondern ich werde auch Ihren Vorgesetzten anrufen und ihm sagen, dass Sie völlig inkompetent sind. Wie können Sie nicht einmal die chemischen Verbindungen Ihres eigenen Mittels kennen!«

Unglaublich! Was für ein Idiot!

Ich drehe mich um und stürme davon, lasse Mirek allein mit dem Fremden in der Küche zurück.

Derartige Persönlichkeitsveränderungen zeigen häufig an, dass etwas mit dem Gehirn eines Menschen ernsthaft nicht in Ordnung ist. Meine emotionalen Überreaktionen – Wut, Misstrauen, Ungeduld – legen nahe, dass mein Stirnlappen katastrophale Veränderungen durchmacht. Doch diese Warnsignale entgehen mir vollkommen. Als Expertin für psychische Störungen sollte ich mehr als jeder andere in der Lage sein zu erkennen, wie seltsam ich mich benehme. Aber das kann ich nicht. Ohne es zu wissen, setzen meine sechs Tumoren und die sie umgebenden Schwellungen meinen Stirnlappen außer Gefecht – jene Hirnregion, die Selbstreflexion ermöglicht. Paradoxerweise bräuchte ich meinen Stirnlappen, um zu erkennen, dass er sich verabschiedet hat.

Die Unfähigkeit, die eigenen Einschränkungen wahrzunehmen, erlebt man oft bei Menschen mit psychischen Störungen. Unter dem Namen Anosognosie oder mangelnde Krankheitseinsicht ist das ein Merkmal vieler neurologischer und psychiatrischer Erkrankungen. Wir wissen nicht, welche Hirnregionen für diese fehlende Einsicht verantwortlich sind, aber einige Studien legen nahe, dass es etwas mit Fehlfunktionen in den Mittellinienstrukturen des Gehirns zu tun hat[19], welche die rechte und die linke Gehirnhälfte voneinander trennt. Es kann auch mit Schädigungen der rechten Hirnhälfte zusammenhängen[20].

Bei Schizophrenie oder einer bipolaren Störung ist mangelnde Krankheitseinsicht eher ein Krankheitssymptom und weniger ein bewusstes Leugnen oder eine Bewältigungsstrategie, wie man vielleicht anfangs glauben könnte. Etwa 50 Prozent der Menschen mit Schizophrenie und 40 Prozent derjenigen mit bipolaren Störungen sehen nicht ein, dass sie krank sind, nehmen ihre Erkrankung also nicht wirklich wahr und weigern sich, die Diagnose anzuerkennen[21]. Wenn sie Halluzinationen oder andere Sinnestäuschungen haben, werten sie diese nicht als Signal dafür, dass etwas mit ihrem Gehirn nicht stimmt. Selbst drastischste Symptome wie Stimmenhören oder der Wahn, Gott zu sein, sind für sie nicht von der Realität unterscheidbar. Weil Menschen mit Schizophrenie oder einer bipolaren Störung an mangelnder Krankheitseinsicht leiden, weigern sie sich oft, sich in psychiatrische Behandlung zu begeben[22]. Sie nehmen verschriebene Medikamente nicht ein und gehen nicht zu verhaltenstherapeutischen Sitzungen[23]. Noch gibt es keine Behandlungsmöglichkeit für diese Uneinsichtigkeit.

Genau wie jemand, der an Schizophrenie leidet, glaube auch ich nicht, dass etwas ernsthaft mit mir nicht stimmt. Ich finde, dass ich geistig topfit und allerhöchstens etwas gestresst oder müde bin – erschöpft von der schlecht geplanten medizinischen Einrichtung, dem unentschuldbaren Weinen eines Kindes im Wartezimmer, dem plötzlichen

Auftauchen eines seltsam aufdringlichen Mannes an meiner Haustür. Ich stelle keinen logischen Zusammenhang zwischen diesen Ereignissen her und schließe auch nicht daraus, dass diese Probleme nur in meinem Kopf existieren. Ich habe keine Veranlassung zu glauben, dass meine Reaktionen auf diese Vorfälle etwas mit meinen Tumoren oder meiner Krebsbehandlung zu tun haben, und auch sonst kommt niemand auf diesen Gedanken: Zu diesem Zeitpunkt werden keine MRTs von meinem Gehirn gemacht, die Aufschluss darüber geben könnten, was darin genau vor sich geht.

Während meine Verwirrung wächst, füllt mein Gehirn die Lücken automatisch mit Verschwörungstheorien. Ich werde zunehmend misstrauisch meiner Familie und meinen Arbeitskollegen gegenüber, immer unzufriedener damit, wie sie einfachste Tätigkeiten ausführen. Ich bin fest davon überzeugt, dass sich diese Leute, vor allem aber meine Familienmitglieder, gegen mich verschworen haben.

Kasia mag mich nicht mehr wirklich, Mirek auch nicht, glaube ich. Warum reden sie über mich? Ich weiß, dass sie etwas vor mir verbergen. Aber was? Was verheimlichen sie mir?

Misstrauen – das manchmal schon leicht wahnhafte Züge annimmt – kann eines von vielen Symptomen einer psychischen Erkrankung sein, das gilt auch für Alzheimer. Alzheimerpatienten können ihren Partnern vorwerfen, sie zu betrügen, ihren Pflegekräften, sie zu bestehlen, sie verletzen, ja gar umbringen zu wollen. Obwohl Neurowissenschaftler nicht wirklich wissen, was in den Netzwerken oder Hirnregionen vorgeht, die für Wahnvorstellungen verantwortlich sind, wird dieser Zustand manchmal Schäden am Schläfenlappen zugeschrieben.

Auch wenn das Chaos in meinem Gehirn für meine Überreaktionen verantwortlich sein mag, ist ebenso wahr, dass meine Gefühle nicht vollkommen irrational sind. Ich habe schließlich gute Gründe, misstrauisch zu sein. Meine besorgte Familie redet tatsächlich über mein Verhalten. Zum großen Entsetzen meiner Liebsten werden meine weniger angenehmen Charakterzüge – mein Organisationsfimmel, meine Sturheit – mit der Zeit immer ausgeprägter. Ich zeige mich von meiner schlimmsten Seite, bin egoistisch und nicht im Mindesten empfänglich für die Gefühle anderer. Ich bin nicht mehr in der Lage, Mitgefühl zu empfinden. Während ich Kasia früher am Telefon geduldig zugehört habe, wenn sie mir von ihrem Arbeitstag oder Problemen mit den Kindern erzählt hat, schneide ich ihr jetzt einfach das Wort ab. Ich verliere die emotionale Bindung zu denjenigen, die mir am nächsten stehen, vor allem zu meinem mich so liebevoll umsorgenden Ehemann.

Warum sind manche Menschen extrem mitfühlend und andere total egoistisch? Wie so vieles am menschlichen Verhalten wissen wir das nicht genau. Mitgefühl ist wie andere komplexe Verhaltensweisen nicht nur in einer klar umgrenzten Hirnregion beheimatet, sondern wird von einem riesigen Verbindungsnetzwerk zwischen zahlreichen Hirnregionen gesteuert. Hier dürfte eine komplizierte Mischung aus genetischen und umweltbedingten Einflüssen greifen, abhängig davon, wie ein Gehirn strukturiert und intern verschaltet ist, wie jemand erzogen wurde, wo und innerhalb welcher Kultur. Jede individuelle Persönlichkeit ist das Ergebnis komplexer Interaktionen sowie unzähliger Faktoren, die die Gehirnfunktionen beeinflussen.

Manche Wissenschaftler gehen allerdings davon aus, dass

bestimmte Hirnregionen bei Mitgefühl stärker involviert sind als andere, und dazu gehören auch der frontale Cortex, der Schläfenlappen und die Insula, ein Bereich der Großhirnrinde, tief im Gehirn zwischen Stirn- und Schläfenlappen angesiedelt. Wenn das stimmt, würde das auch erklären, warum der Verlust von Mitgefühl häufig ein wesentliches Merkmal einer Demenzform namens Frontotemporale Demenz (FTD) ist[24], die von einer fortschreitenden und letztlich tödlichen neurodegenerativen Erkrankung verursacht wird.

Demenz ist ein Sammelbegriff, der gewisse geistige Abbauprozesse beschreibt wie Gedächtniseinbußen und den Verlust sozialer und kognitiver Fähigkeiten, die so massiv sind, dass sie den Alltag beeinträchtigen und bereits seit mindestens zwölf Monaten bestehen. Die am meisten verbreitete Form ist die Demenz vom Typ Alzheimer, die für 60 bis 80 Prozent aller Demenzfälle[25] verantwortlich ist und sich in Gedächtnisverlust, Sprachverlust und Planungs- und Handlungsunfähigkeit äußert. Aber auch bestimmte andere neurodegenerative Erkrankungen führen zu Demenz. Dazu gehören ein Schlaganfall, Gehirntraumata infolge von Verletzungen, aber auch Infektionskrankheiten wie Syphilis oder HIV. Die Weltgesundheitsorganisation geht davon aus, dass rund 47 Millionen Menschen weltweit an einer Form von Demenz leiden, jedes Jahr kommen zehn Millionen neue Fälle hinzu[26].

Da meine Symptome noch neu und vorübergehend sind, erfülle ich nicht ansatzweise die Kriterien für eine Demenz. Aber einige der Persönlichkeitsveränderungen, die auf meiner Reise nach New Haven aufgetreten sind, ähneln denen, die bei Fällen von Frontotemporaler Demenz beobachtet worden sind – eine Demenzform, die, wie der Name schon sagt, mit dem Stirn- und Schläfenlappen zu tun hat. FTD trifft in der Regel jüngere Menschen als Alzheimer, 60 Prozent der Fälle treten bei Personen zwischen 45 und 60 Jahren auf[27], also in der Lebensmitte. Weil der Stirnlappen betroffen ist, reagieren die Patienten häufig enthemmt und verlieren ihr Urteilsvermögen. Insofern ist es ebenso traurig wie passend, dass FTD manchmal auch als Midlife-Crisis-Erkrankung bezeichnet wird. Manche Menschen verhalten sich sexuell auffällig, andere werden kaufsüchtig, verhalten sich finanziell unverantwortlich oder stopfen hemmungslos Junkfood in sich hinein. Sie benehmen sich so, als würde ihr Ego Amok laufen, ohne dass eine übergeordnete Instanz ihre Impulse und Begierden kontrollieren würde. Menschen mit FTD haben in der Regel kein Mitgefühl mehr[28] und sind außerdem fest davon überzeugt, absolut nichts Falsches zu tun. Diese mangelnde Selbsteinsicht ist ein wesentliches Merkmal von FTD[29] und vielen anderen psychischen Erkrankungen, einschließlich Schizophrenie – die Krankheit, die ich während eines Großteils meines Lebens erforscht habe.

Obwohl ich nicht an Frontotemporaler Demenz oder Schizophrenie leide, lösen die Schwellungen in meinem Gehirn ein Verhalten bei mir aus, das jenem bei einer psychischen Erkrankung gleichkommt. Ich bin zwar körperlich, aber nicht immer geistig anwesend. Die Menschen in meinem Umfeld tun sich schwer damit zu verstehen, warum ich mich manchmal so seltsam benehme. Und ich kann ihre Sorgen nicht nachvollziehen.

Mein persönliches Umfeld kommt mir immer merkwürdiger vor, und oft verwandelt sich meine Verwirrung in Wut.

So vieles, was die Menschen um mich herum tun, ist total nervig. Mehr als nur nervig – es macht mich rasend!

Was haben die Leute in der Arbeit bloß? Warum können sie nichts anständig erledigen? Warum muss immer ich ihre Fehler ausbügeln? Mirek ist auch nicht besser. Alles, was er macht, ist falsch. Und sosehr ich mich auch bemühe, ihn darauf hinzuweisen: Er vergeigt trotzdem alles. Es ist einfach nicht zu fassen!

An allem habe ich etwas auszusetzen. »Warum hast du die Serviette dorthin und nicht hierhin gelegt? Das ergibt doch gar keinen Sinn!«, sage ich zu Mirek, als ich das Abendessen vorbereite. Oder: »Warum sitzt du nur untätig rum? Siehst du denn nicht, dass ich *genau jetzt* deine Hilfe brauche?«

Jedes Mal, wenn ich ihn anblaffe, bittet er mich freundlich, mich wieder zu beruhigen. Ich hasse das – das ist so dämlich und schwach. Es macht mich nur noch wütender.

Seit wann ist Mirek so ein Schlappschwanz? Was hat er bloß?

Er macht sich Sorgen um meinen Gesundheitszustand, fragt ständig, ob ich was brauche, drängt mich, das zu tun, was mir Spaß macht – joggen oder Rad fahren. Das irritiert mich. Immer öfter weiche ich seinem Blick aus. Es ist mir egal, was das bei ihm auslöst. Es ist mir egal, was er durchmacht – in der Arbeit oder sonst wo. Ich habe Wichtigeres zu tun.

Was gibt es zum Frühstück? Ist der Tisch fertig gedeckt? Zu allem Überfluss hat Mirek die Gabeln irgendwo verstaut, wo ich sie nicht finden kann. Warum tut er mir das an! Wo ist das Salz? Ich weiß nicht mehr, was ich zum Abendessen kochen wollte. Ich kann mich einfach nicht mehr daran erinnern. Das beunruhigt mich wirklich. Und wo ist Mirek?

Aus Angst vor meiner Reizbarkeit und Selbstsucht schleicht meine Familie nur noch auf Zehenspitzen um mich herum. Außer Hörweite tauscht sie sich leise besorgt aus. Oben in seinem Büro telefoniert Mirek wegen etwas, von dem ich erst später erfahren werde, mit Kasia und sagt ihr, dass ich schwierig bin, so schwierig, dass es ihn wirklich an seine Grenzen bringt. Sie spürt, dass er sich stark beherrschen muss, um nicht zu weinen.

Ich bin nicht mehr die Frau, die meine Liebsten kennen, da sind sie sich einig. Ich bin eine wütende, überkritische, egoistische Version meiner selbst. Meine grundlegenden Charakterzüge sind mehr oder weniger dieselben geblieben, aber eben auf die Spitze getrieben. Ich bin eine Karikatur meiner selbst.

Mein Verhalten ist wiederum aber auch nicht so bizarr, dass sofort alle Alarmglocken läuten. Ich habe schon immer gesagt, was ich denke – mehr als jeder andere in meiner Familie. Daran sind meine Liebsten gewöhnt. Und meine Sorge über die Chemikalien in den Pestiziden sind auch nicht völlig von der Hand zu weisen: Chemikalien können schließlich wirklich gefährlich sein. Dass ich den Kammerjäger so angegriffen habe, war also nicht vollkommen abseitig.

Und ich setze mein schreckliches Benehmen hemmungslos fort. Nach wie vor fällt mir nicht auf, dass etwas nicht stimmt. Mit meinem nicht mehr richtig funktionierenden Gehirn konzentriere ich mich ausschließlich auf meine Bedürfnisse und bin völlig blind allen Signalen gegenüber, die darauf hinweisen, dass etwas mit mir absolut nicht in Ordnung ist.

Doch es gibt etwas, das ich mir mehr wünsche als alles auf der Welt, nämlich die vierte und letzte Infusion zu bekommen. Ich werde den Behandlungszyklus abschließen – und wenn ich höchstpersönlich mit dem Auto zum Krankenhaus fahren muss. Ja, selbst wenn ich die über dreißig Kilometer zu Fuß zurücklegen, auf allen vieren bis zur Infusionsabteilung kriechen und mir den Venenzugang selbst legen muss. Ich werde den Zyklus abschließen, komme, was wolle.

SECHS

Verloren

Im Büro mache ich Überstunden wie vor der Diagnose. Ich tue so, als wäre alles genau wie immer. Ich redigiere wissenschaftliche Artikel und leite meine zahlreichen Mitarbeiter an, erstelle detaillierte Pläne für die weiterhin expandierende Gehirnbank. Wir fahren damit fort, Gehirne zu sammeln und mit Kollegen im ganzen Land wissenschaftlich zusammenzuarbeiten – und zwar in einem immer schnelleren Tempo, um der gestiegenen Nachfrage gerecht zu werden. Ich versichere meinen Vorgesetzten, dass alles wieder in Ordnung ist, und versende Mails mit positiven Betreffzeilen wie *Es geht mir prima!*

Und es geht mir auch prima! Ich bleibe optimistisch, was meine Überlebenschancen bei dieser tödlichen Krebsart angeht. Obwohl ich nicht mehr so fit bin wie vor der Immuntherapie, schaffe ich es noch immer, einen normalen Arbeitstag zu bewältigen. Wenn nötig, kann ich auch noch Energiereserven für ein bestimmtes Projekt oder für eine Besprechung freisetzen. Ich bin der Meinung, dass ich mich hervorragend schlage – trotz der Tumoren in meinem Gehirn.

Aber dem ist natürlich nicht so.

Manche Tätigkeiten kosten mich enorm viel Energie, außerdem habe ich Konzentrationsprobleme. Lesen fällt mir besonders schwer. Ich beginne damit, einige Aufgaben an Mitarbeiter zu delegieren, und verschicke Mails in Großbuchstaben – die elektronische Form des Anschreiens: Das habe ich vorher nie getan. Anstatt einen Artikel für eine wichtige Fachzeitschrift selbst Korrektur zu lesen wie sonst, leite ich ihn sofort per Mail an einen Postdoc weiter – mit der unverschämten Notiz: BITTE ERLEDIGEN. Dann maile ich den Organisatoren einer Fachkonferenz, die ich um eine Hotelreservierung gebeten hatte:

Danke. Die Umstände sind gerade etwas speziell für mich, da ich gegen eine lebensbedrohliche Krankheit ankämpfe. Als Beamtin muss ich erst auf meine Reisegenehmigung warten und darf maximal die Übernachtungspauschale H beanspruchen.
Wegen des Hotels: Ich habe vor einigen Wochen um eine Unterkunft gebeten, ohne bisher eine Antwort erhalten zu haben. Bitte tun Sie was! Danke. Barbarag.

Ich finde nichts seltsam an dieser Mail, und keiner sagt irgendwas dazu.

Genauso wenig fällt mir auf, dass mir zunehmend gleichgültig wird, was andere denken, dass ich immer enthemmter werde. Irgendwann im Juni höre ich beispielsweise damit auf, die Rollläden im Bad runterzulassen, bevor ich dusche. Es ist mir schlichtweg egal, ob man mich sehen kann oder nicht. Es ist mir einfach zu viel Mühe – und warum soll ich mir die schöne Aussicht auf den Park verwehren?

Im selben Zeitraum jogge ich auch ohne meine Brustprothese und mit tropfender Haarfarbe auf dem Kopf durch
mein Viertel und überrasche Mirek beim Heimkommen
mit meiner seltsamen Erscheinung. Nichts daran finde ich
merkwürdig.

Ich weiß nicht, was damals passiert ist, aber diese mangelnde Selbstkontrolle und das eingeschränkte Urteilsvermögen sind typisch für Menschen mit Stirnlappenproblemen
infolge einer Demenz, eines Schlaganfalls, einer Verletzung,
Schwellungen im Gehirn oder anderer Probleme. Der Stirnlappen versetzt uns in die Lage, die Folgen unserer Handlungen abzusehen und solche zu vermeiden, die Anstoß erregen
könnten. Jeder von uns fällt täglich Tausende von Entscheidungen, meist ganz automatisch, ohne groß darüber nachzudenken. Verstößt jemand auf einmal gegen soziale Gepflo-
genheiten wie ich in dieser Phase, weist einiges darauf hin,
dass etwas mit dem Stirnlappen nicht stimmt.

Ohne einen funktionierenden Stirnlappen ähnelt mein
Gehirn einem durchgegangenen Pferd, über das der Reiter
jegliche Kontrolle verloren hat. Zunehmend mache ich einfach, was ich will, und zwar, wann ich es will. Ich kann nichts
Ungewöhnliches daran erkennen – und selbst wenn, wäre
es mir egal.

An einem schwülheißen Tag Mitte Juni fahre ich frühmor-
gens zur Arbeit, um nicht in den Stoßverkehr zu kommen,
da mich das Autofahren immer mehr stresst. Am späten
Nachmittag bin ich völlig erschöpft. Ich habe den ganzen
Tag ohne Pause durchgearbeitet, versucht, die verlorenen
Stunden wieder reinzuholen, die ich mit Arztterminen und
Immuntherapie-Infusionen verbracht habe.

Ich schaue aus dem Fenster und sehe, wie sich über den Hochhäusern des NIMH schwere dunkle Wolken zusammenballen. Gleich wird es regnen. Ich ärgere ich über das Wetter und bin einfach nur wahnsinnig müde.

Ich muss los. Ich muss sofort los.

Ich eile aus meinem Büro zum mehrstöckigen Parkhaus, dorthin, wo ich immer parke. »Mein« Parkplatz ist normalerweise leicht zugänglich, wenn ich morgens komme, ganz einfach weil ich sehr früh anfange. Das Parkhaus, das ich nutze, ist nicht das, welches dem Gebäude, in dem ich arbeite, am nächsten liegt, aber ich vertrete mir vor und nach der Arbeit gern ein wenig die Füße.

Jahrelang hatte ich kein großes Bedürfnis nach diesen hässlichen Betonbauten für meinen Wagen. Sobald das Wetter es zuließ, fuhr ich mit dem Rad zur Arbeit, dreißig Kilometer hin und dreißig Kilometer wieder zurück, auf einem ruhigen, von Bäumen gesäumten Weg am Potomac River. Damit ist es jetzt vorbei. Seit meiner Hirnoperation und der Immuntherapie habe ich nicht mehr die nötige Kraft und Ausdauer. Deshalb fahre ich mit dem Auto zur Arbeit, obwohl ich es hasse. Es fühlt sich an wie eine Niederlage. Aber wenigstens bleibt mir noch der kurze Spaziergang, um mich nach einem Arbeitstag etwas zu entspannen.

Nach zehn Minuten erreiche ich das Parkhaus. Doch ich kann meinen silbernen Toyota RAV4 nicht an seinem üblichen Platz entdecken.

Das ist komisch. Ich kann mich nicht daran erinnern, dass ich woanders parken musste. Ich war wie immer früh dran – oder etwa nicht?

Ich gehe den einen Gang entlang, dann einen anderen.

Das Parkhaus ist voll, doch mein Toyota ist nirgendwo zu finden. Ich suche jedes einzelne Stockwerk ab, laufe hin und her, überfliege die Reihen geparkter Autos. Erst bin ich nur leicht beunruhigt, dann völlig verstört.

Jemand hat mein Auto gestohlen!

Oder aber ich habe ... Keine Ahnung. Vielleicht hab ich es irgendwo abgestellt und kann mich jetzt nicht mehr daran erinnern?

Ich greife in meine Handtasche und zücke den Autoschlüssel. Ich drücke den Infrarotknopf und höre ein Piepen. Aus weiter Ferne. Ich gehe dem Geräusch nach, drücke immer wieder den Knopf, um so erneut ein Piepen zu erzeugen.

Was ist da los? Das ergibt doch alles überhaupt keinen Sinn.

Ich gehe denselben Weg zurück, dorthin, wo ich losgelaufen bin, und drücke noch einmal den Kopf. Wieder ertönt das Piepen. Aber als ich auf das Geräusch zugehe, kann ich es nicht mehr hören. Ich versuche es wieder und wieder: Ich drücke, es piept, dann nichts mehr. Ich kann meinen Wagen nicht finden.

Ich bin verwirrt und fühle mich völlig verloren. Ich verstehe nicht, was los ist. Ich verstehe die Welt nicht mehr. Sie spielt mir einen Streich, spielt mir seltsame, grausame Streiche.

Ich sehe eine Frau auf mich zukommen. Ich zögere kurz, bevor ich auf sie zumarschiere. Wie peinlich, zugeben zu müssen, dass ich Probleme habe, mein Auto wiederzufinden! Aber mir bleibt keine Wahl. Ich bin es leid, in diesem dunklen Gebäude herumzuirren. Ich will nach Hause.

»Können Sie mir helfen, meinen Wagen zu finden?«, frage ich. »Ich weiß nicht mehr, wo ich geparkt habe.«

Sie sieht mich überrascht an, erklärt sich aber bereit, mir zu helfen. Sie nimmt meinen Schlüssel, drückt auf den Knopf, und wir hören ein Piepen. »Es muss ein halbes Stockwerk über uns stehen«, sagt sie. »Schauen Sie, da, in der Öffnung zwischen den Stockwerken.«

Genau in der Öffnung, auf die sie zeigt, sehe ich meinen silbernen Toyota.

Er steht auf der Rampe vom ersten zum zweiten Stock. Ich habe keine Ahnung, wie er dorthin gekommen ist. Ich entreiße ihr den Schlüssel und renne die Rampe hinauf zu meinem Wagen. Die Scheinwerfer flackern auf, als würde er mir zuzwinkern und sagen: »Ellabätsch, reingefallen!«

Ich bin erleichtert, aber auch verwirrt.

Warum steht er hier? Ich kann mich nicht erinnern, hier geparkt zu haben. Hat ihn irgendjemand bewegt? Aber wenn ja, warum?

Als ich in den Toyota steige, nimmt meine Verwirrung nur noch zu. Ich besitze diesen Wagen seit drei Jahren, aber als ich mich hineinsetze und mich anschnallen will, kann ich den Sicherheitsgurt ums Verrecken nicht finden. Ich strecke automatisch die Hand danach aus, um ihn zu mir heranzuziehen, aber da ist nichts, stattdessen hängt meine ausgestreckte Hand aus dem Wagen, bekommt nichts als Luft zu fassen.

Ich versuche es erneut. Wieder geschieht das Gleiche. Ich bekomme einfach nichts zu fassen, keinen Sicherheitsgurt, gar nichts.

Warum klappt einfach überhaupt nichts von dem, was ich machen will?

Alles um mich herum fühlt sich irgendwie seltsam und falsch an, aber am schlimmsten sind Autos. Ich habe die einfachsten Dinge vergessen, die mit ihrem Umgang zu tun haben. Ich sehe mich um und kann den Gurt nach wie vor nicht finden. Dafür fällt mir auf, dass die Wagentür sperrangelweit offen steht.

Das darf nicht sein. Trotzdem ist mir rätselhaft, was das mit dem fehlenden Sicherheitsgurt zu tun hat. Ich bleibe eine Weile so sitzen und knalle dann gereizt die Tür zu.

Mit diesem Knall wird meine Welt wie durch einen Zaubertrick wieder normal. Ich fahre mit der Rechten über die Innenseite der geschlossenen Tür und finde problemlos den Gurt. Ich greife danach, er ist da, wo er immer ist, baumelt von seinem Haken am Fahrzeugrahmen. Ich ziehe ihn quer vor meine Brust und stecke ihn mit einem Klicken ins Gurtschloss.

Endlich! Es hat funktioniert. Jetzt kann ich losfahren.

Ich lasse den Motor an und versuche den Rückwärtsgang einzulegen, bleibe aber hängen. Irgendwas hält den Wagen fest. Ich kann mich nicht von der Stelle rühren. Ich drücke das Gaspedal weiter nach unten und höre ein schreckliches Quietschen: Metall, das sich an etwas Hartem reibt. Ich steige auf die Bremse und schaue nach links. Irgendwie bin ich unter einem kleinen Lieferwagen neben mir eingeklemmt. Mein Rad oder ein anderer Teil meines Wagens scheint unter dem Lieferwagen zu stecken, aber ich kann mir nicht erklären, wie oder warum das passiert ist.

Ich versuche vorwärtszufahren – das Quietschen wird lauter. Ich lege den Rückwärtsgang ein – und es geschieht dasselbe. Verzweifelt trete ich richtig fest aufs Gaspedal, ignoriere das schreckliche Knallen und Quietschen, den zerstörerischen Lärm, und schaffe es endlich, mich aus dieser Falle zu befreien. Als ich davonfahre, sehe ich, dass meine linke Wagenflanke eingedrückt ist. Die Schäden am anderen Auto interessieren mich nicht.

Ich fahre einfach davon in Richtung Ausgang. Er ist aus der Ferne deutlich sichtbar, also fahre ich darauf zu. Obwohl es sich um eine schmale, leicht kurvige Fahrbahn handelt, hatte ich bisher nie Schwierigkeiten damit. Ich bin sie Hunderte Male gefahren. Als ich sie heute erreiche, kommt sie mir allerdings wesentlich schmaler als sonst vor. Ich fahre langsam, versuche mich durch die beengte Ausfahrt zu quetschen. Doch ich passe einfach nicht hindurch.

Was machen die nur mit diesen Fahrbahnen? Immer muss alles geändert werden, ständig diese Bauarbeiten auf diesem blöden Unigelände! Warum haben sie die Ausfahrt geändert?

Ich höre ein lautes Scharren und Knallen, als ich über einen hohen Bordstein fahre.

Der Parkwächter eilt aus seinem Häuschen. »Lady, was machen Sie denn da?«, ruft er aufgebracht.

»Ja, was glauben Sie wohl?«, murmle ich zunehmend gereizt. »Ich versuche bloß, hier rauszukommen, dieses lächerliche Parkhaus hinter mir zu lassen und nach Hause zu fahren!«

Er steht vor meinem Wagen und dirigiert mich, damit ich meine Räder befreien kann, denn eines hat sich am Bordstein verkeilt. Endlich bin ich frei, wütend rase ich davon.

Ich habe das ungute Gefühl, dass sich die ganze Welt gegen mich verschworen hat. Wie zum Beweis öffnet der Himmel auf der Heimfahrt seine Schleusen, und es beginnt zu schütten.

Zu dieser Jahreszeit ist der Regen in Nord Virginia häufig

sehr stark, fast schon tropisch. Die Sichtverhältnisse bei solchem Wetter sind schlecht, die Welt versteckt sich hinter einem grauen, konturlosen Regenvorhang. Obwohl die Sonne erst in einigen Stunden untergehen wird, ist es dunkel, und ich sehe nichts als Regen. Ich kann kaum noch die Motorhaube meines Wagens erkennen. Die Häuser, die Autobahnleitplanken, ja sogar die anderen Autos scheinen alle im Regen zu verschwimmen. Ich fahre blind.

Mein Zuhause ist irgendwo da draußen, eine versteckte Oase in den Wäldern, an einer ruhigen Straße gelegen. Dort bin ich in Sicherheit. Ich muss so schnell wie möglich dorthin. Dann wird alles gut. Aber bis dahin sind es noch fast dreißig Kilometer. Ich biege auf eine belebte vierspurige Straße ein. Autos rasen ungewöhnlich schnell an mir vorbei.

Wo wollen die bloß alle in diesem unverantwortlich schnellen Tempo hin?

Ich schleiche zur nächsten Ausfahrt und nehme die richtige Autobahn, den Beltway, der sich durch die Vorstädte Marylands und Virginias schlängelt. Von hier aus müsste eigentlich alles ganz einfach sein. Ich bin diese Strecke schon unzählige Male gefahren. Aber heute sieht sie völlig anders aus.

Warum weiß ich nicht, wo ich bin? Liegt das am Regen?

Ich muss die Ausfahrt Little River Turnpike West nehmen, kann sie aber nirgendwo entdecken.

Habe ich die Ausfahrt schon genommen? Warum kann ich mich nicht daran erinnern?

Habe ich mich verfahren? Keine Ahnung. Ich weiß wirklich nicht, wo ich bin. Aber ich merke, dass ich die Autobahn verlassen habe. Ich fahre weiter. Statt der vertrauten

Straßen und Häuser meines Viertels komme ich an einem riesigen Einkaufszentrum vorbei. Graue Gebäude, enorme Parkplätze, Einfahrten zu dunklen Tiefgaragen.

Was mache ich hier? Wie bin ich bloß bei diesem düsteren Einkaufszentrum gelandet, an einem Ort, an dem ich noch nie war?

Ich fühle mich, als hätte ich eine Zeitreise gemacht und befände mich in einem Paralleluniversum. Sehr seltsam, das alles. Aber große Sorgen mache ich mir nicht, ich habe keine Angst. Mir ist, als wäre ich eine Figur in einem Spielfilm, die ein Wolkenbruch auf geheimnisvolle Weise an einen Ort transportiert hat, an den sie nie wollte. Nichts ist, was es scheint. Nichts funktioniert so, wie es sollte.

Ich will nach Hause, weiß aber nicht, wie. Ich fahre rechts ran und stelle mich auf den riesigen Parkplatz. Ich spiele an meinem Handy herum. Ich weiß, dass ich eine App habe, die mich nach Hause navigieren kann, habe aber leider vergessen, welche das ist. Ich starre auf die vielen Icons auf meinem Display, doch keines davon kommt mir bekannt vor. Ich drücke auf beliebige Symbole, aber das bringt mich auch nicht weiter. Nach einer Ewigkeit sehe ich das *Waze*-Icon und drücke darauf. Als mir die App den Weg weist, fahre ich wieder los.

Irgendwann komme ich an einer riesigen Baustelle mit einem Gebäude vorbei, das einen ganzen Häuserblock einnimmt. Es sieht neu und glänzend aus. Ein riesiges Schild kündigt die bevorstehende Eröffnung eines Giantsupermarkts an.

Ein Giant! Wie toll! Ich wünschte, in unserer Nähe würde auch so ein Giant-Supermarkt aufgemacht.

Oh! Moment mal, der liegt ja bei uns in der Nähe! Ich bin wieder in unserem Viertel! Dieser Giant ist unserer!

Meine Begeisterung verebbt rasch. Ja, das wird unser neuer Supermarkt sein. Aber wird es auch meiner sein? Werde ich noch so lange leben, um an seiner Eröffnung teilnehmen zu können?

Jetzt stehe ich in meiner Auffahrt. Und habe keine Ahnung, wie ich dorthin gekommen bin.

Es fällt meinem Gehirn immer schwerer, normal zu funktionieren. Ich finde es zunehmend anstrengend, aufeinander aufbauende Handlungen auszuführen. Ich bin nicht mehr in der Lage, einfachste Aufgaben zu erledigen, selbst wenn ich sie in der Vergangenheit bereits unzählige Male getan habe, oder sie irgendwie zu planen. Die einzelnen Schritte kommen mir zwar an und für sich sehr bekannt vor, aber in Kombination sind sie eine Herausforderung, die der komplexer Laborexperimente in nichts nachsteht. Ich weiß, dass ich nicht unangeschnallt Auto fahren darf. Ich weiß auch noch ungefähr, wo sich der Sicherheitsgurt befindet. Aber ich bin nicht mehr in der Lage, die simplen Schritte zu erledigen, mit denen man sich anschnallt – etwas, das ich noch vor wenigen Tagen ganz automatisch getan habe.

Welcher Teil meines Gehirns funktioniert nicht? Vermutlich ist die Kommunikation zwischen meinem präfrontalen Cortex und meinem Hippocampus gestört, was mich unangenehm daran erinnert, dass ich die präfrontalen Cortex-Verbindungen bei Ratten zerstört habe, um Schizophrenie zu erforschen. Vielleicht hätte man die nicht normal funktionierenden Regionen lokalisieren können, wenn ich mich während der Verschlimmerung meiner Probleme jeder Menge neuropsychologischer Untersuchungen unterzogen hätte. Aber niemand untersucht mich so, wie ich meine Ratten untersucht habe: im Rahmen von kontrollierten Experimenten, die ganz bestimmte Komponenten von Verhaltensauffälligkeiten feststellen sollen. Dennoch weise ich einige Ähnlichkeiten mit meinen hirngeschädigten Nagern auf. Ich bin nicht mehr in der Lage, mich im Straßenlabyrinth meines vertrauten Viertels zu orientieren und die süße Belohnung von Nahrung und Sicherheit zu finden, die am Ziel auf mich wartet.

In gewisser Weise erinnert mein Kampf an den von Menschen, die an Dyspraxie leiden, dem Verlust von motorischen Fähigkeiten und der Unfähigkeit, seine Bewegungen zu koordinieren. Dyspraxie kann eine Entwicklungsstörung sein. Der Schauspieler Daniel Radcliffe hat offen über seinen Kampf mit der Krankheit gesprochen. Dyspraxie ist auch unter Alzheimerpatienten weit verbreitet, und die Symptome können sich mit der Zeit verschlimmern: Erst haben die Patienten Schwierigkeiten mit komplizierten motorischen Abläufen, später schaffen Sie es nicht mal mehr, sich die Zähne zu putzen, bis sie schließlich irgendwann nicht einmal mehr schlucken können.

Die gleichen Schwierigkeiten treten auch bei Menschen mit Schäden am Scheitellappen auf, der auch etwas mit der Fähigkeit, zu lesen und zu rechnen, zu tun hat. Dyspraxie geht oft mit Legasthenie und Dyskalkulie (Rechenschwierigkeiten – etwas, das ich bald auch an mir feststellen werde) einher. Hätten meine Familie und ich uns damals Gedanken darüber gemacht, hätten wir feststellen können, dass meine Gehirnprobleme deutlich großflächiger waren als jemals angenommen.

Neben Dyspraxie leide ich auch noch an einem Verlust

meines visuell-räumlichen Gedächtnisses. Das erschwert es mir, mich daran zu erinnern, wo ich bin, und mich im Raum zu orientieren. Alles Symptome, die denen von Menschen ähneln, die an einer Erkrankung namens topografische Desorientierung (*topographical disorientation* oder DTD) leiden[30]. Schon von klein auf, vielleicht sogar von Geburt an, erkennen Menschen mit DTD vertraute Umgebungen nicht wieder. So wie auch ich nicht mehr nach Hause zurückfand – an einen Ort, an dem ich seit fast dreißig Jahren gelebt habe. Für mich war das nur eine kurze, vorübergehende Erfahrung, doch für Menschen mit DTD bleibt das ihr Leben lang so.

Räumliche Orientierung beansprucht zahlreiche Hirnregionen und ein Netzwerk an Nervenverbindungen in verschiedenen Arealen. Zwei Regionen sind für das Raumgedächtnis jedoch von ganz besonderer Bedeutung: der präfrontale Cortex und der Hippocampus. Im Falle von DTD kann es sein, dass die Verbindung zwischen diesen beiden Regionen zerstört wurde. Das zumindest haben MRTs gezeigt: Diese wurden von Hirnforschern ausgewertet, die sich mit dieser seltenen neurologischen Erkrankung beschäftigen.

Ist das auch bei mir der Fall? Gut möglich. Mein präfrontaler Cortex scheint nicht zu funktionieren und kann sich vielleicht nicht richtig mit anderen Hirnregionen verbinden, auch nicht mit dem Hippocampus, eines seiner wichtigsten, wenn auch indirekten Ziele. Gut möglich, dass die fehlende Verbindung zwischen diesen beiden Arealen in meinem Gehirn der Grund ist, warum ich nicht weiß, wo ich bin, obwohl ich durch ein Viertel fahre, in dem ich schon seit Jahrzehnten lebe.

Dennoch ist mein verändertes Verhalten immer noch nicht so alarmierend, dass sich meine Familie oder meine Kollegen fragen würden, ob mit meinem Gehirn ernsthaft etwas nicht stimmt. Zum einen weil ich meiner Familie nichts von den Problemen erzählen, mit denen ich mich Tag für Tag herumschlage. Ich erzähle nicht mal, woher die Schrammen am Auto stammen. Die Abweichungen von meinem üblichen Verhalten lassen sich leicht als Stressreaktionen auf meine schlimme Diagnose, auf meine anstrengende Behandlung und auf meine familiären sowie beruflichen Verpflichtungen zurückführen.

Trotz allem funktioniere ich nach wie vor auf einem ziemlich hohen Niveau – was doch recht bemerkenswert ist angesichts der schockierenden Wahrheit über die Vorgänge in meinem Gehirn, mit der meine Familie, meine Ärzte und ich bald konfrontiert werden.

SIEBEN

Inferno

Diese Kopfschmerzen bringen mich um.

Dumpf und pochend wie ein Donner in der Ferne überwältigen sie mich, belegen nicht nur meinen Kopf, sondern mein ganzes Leben mit Beschlag. Der Wecker im Schlafzimmer sagt mir, dass es noch mitten in der Nacht ist. Ich liege hellwach im Bett.

Irgendwo tief in meinem Körper spüre ich einen herannahenden Sturm. Unvermittelt schlägt der Blitz ein. Mir dreht sich der Magen um, mir wird übel, ich springe aus dem Bett, eile ins Bad, hänge mit dem Kopf über der Toilettenschüssel und übergebe mich heftig. Mein Schädel droht zu zerplatzen, als der Kopfschmerz zunimmt und dann wieder abebbt. Ich fühle mich besser, bin aber so schlapp, dass ich nicht mehr aufstehen kann. Ich knie vor der Toilette und sehe seltsame Plastikteilchen im Wasser wirbeln.

Ich bin entsetzt. Das ist einfach surreal – der Anblick von all dem Plastik, das ich erbrochen habe.

Warum macht man Pizza mit Plastik? Gift. Man vergiftet uns!

Noch am Vortag, den 16. Juni, haben wir meine letzte Infusion gefeiert – eine Ziellinie, die ich unbedingt erreichen wollte. Ich war euphorisch, aber sehr müde. So als hätte ich gerade mit Bestnoten mein Studium abgeschlossen oder einen Marathonlauf beendet. Ich habe die Immuntherapie abgeschlossen! Nach zwölf Wochen in der Hoffnung, dass ich die brutale Behandlung durchstehe – juckender Ausschlag am ganzen Körper, Magen-Darm-Probleme, der Verlust meiner Schilddrüsenfunktion –, habe ich es hinter mir. Dieser letzte Krankenhausbesuch war der längste überhaupt – über sechs Stunden musste ich auf Blutergebnisse, auf den Arzt, auf die Medikamente warten, die von der Krankenhausapotheke erst noch in durchsichtigen Tüten angeliefert werden mussten, bevor sie ganz langsam in meine Venen tropften. Danach waren Mirek und ich so erschöpft, dass ich keine Kraft mehr hatte, uns etwas zum Abendessen zu kochen. Auf der Heimfahrt vom Krankenhaus taten wir etwas, das wir sonst nur selten tun: Wir hielten kurz an und kauften uns eine Pizza.

Wir gehen nur selten auswärts essen oder holen uns etwas von einem Imbiss. Meine Küche ist uns lieber, und ich bin eine begeisterte Köchin. Ich liebe die unvorstellbare Auswahl an Lebensmitteln in Amerika und nutze sie, koche so oft, wie ich nur kann. Seit Jahren bin ich für unsere Mahlzeiten zuständig – egal wie mein Tag war, egal ob ich gerade eine Chemotherapie gegen Brustkrebs mache, mich von einer Brustamputation oder Gehirnoperation erhole. Nach jedem Marathon und Triathlon, an dem ich teilgenommen habe, bin ich glückstrahlend nach Hause zurückgekehrt, um uns etwas zu kochen. Normalerweise ist das etwas Schlichtes, Gesundes: Nudeln mit gedünstetem Gemüse und geriebenem Parmesan, Fisch aus dem Ofen, Ofenkartoffeln und Rucola, gebratenes Huhn mit Zuckerschoten, Tomaten und Zwiebeln, gewürzt mit viel Chili. Mirek und ich lieben es, in unserem geräumigen Esszimmer zu sitzen, in den Wald zu schauen und ein Glas Wein zu genießen – häufiger sogar eine ganze Flasche. Wir erzählen uns von unserem Tag, lassen einen Wettkampf Revue passieren und diskutieren über das, was ich mit Kasia, Witek oder Maria bei unseren täglichen Telefonaten besprochen habe. Diese Zeit, in der wir uns entspannen und austauschen, gehört nur uns beiden. Unsere Abendessen dauern mindestens zwei Stunden. Anschließend trinken wir starken heißen Tee.

Jetzt, wo ich auf die Plastikteilchen in der Toilettenschüssel starre, bereue ich unseren Entschluss, von diesem Ritual abzuweichen.

Das Restaurant hat die Pizza mit Plastik belegt! Mit Plastikteilchen! Damit sie größer aussieht und man mehr Geld verlangen kann! Das hätte ich mir denken können! Der Käse war so weiß, so seltsam weiß und bröckelig. Eine Textur, die viel zu merkwürdig war, um echt sein zu können. Sie hat auch nicht wie eine knusprige Pizza geschmeckt, sondern war mit einer komischen Flüssigkeit durchweicht. Und dann der Belag! Nichts als zähes, ungenießbares Plastik!

Ich koche vor Wut. Wir sind vergiftet worden!

»Mirek, wach auf!« Ich eile ins Schlafzimmer. »Die Pizza war pures Gift! Die war aus Plastik!«

Mirek setzt sich auf und versucht mich zu beruhigen.

»Die war nicht giftig«, sagt er sanft. »Die war zwar nicht gerade toll, aber Plastik oder so was war nicht drin.«

»Jetzt hör mir mal gut zu!«, rufe ich. »Ich hab alles wieder von mir gegeben. Die Pizza war aus Plastik! Ich hab es in der Toilette schwimmen sehen. Der Käse war aus Plastik, und die Kruste war auch aus Plastik.«

»Aber mir ist nicht schlecht geworden«, sagt er beruhigend. »Meinst du nicht, dass deine Übelkeit eher etwas mit der gestrigen Infusion zu tun hat?«

»Du glaubst mir nicht?« Ich werde nur noch wütender. »Ich hab es doch mit eigenen Augen gesehen. Ich hab das Plastik gesehen. Man will uns vergiften!«

Sanft tätschelt er mir den Rücken und fragt, ob er mir ein Glas Wasser holen soll. »Komm, leg dich wieder hin und versuch etwas zu schlafen«, drängt er mich. »Dann geht es dir gleich besser.«

Ich verkünde, dass ich nie mehr etwas von dort essen werde. Mirek pflichtet mir bei. Aber als er wieder einschläft, liege ich neben ihm wach: wütend und misstrauisch.

Warum erkennt Mirek bloß nicht, was los ist? Warum verteidigt er das Pizzalokal auch noch?

Am nächsten Morgen rufe ich Kasia an und erzähle ihr, dass das Pizzalokal am Ende der Straße versucht hat, uns mit Plastik zu vergiften.

»Mom«, sagt sie behutsam, »ich glaube, du solltest Dr. Atkins oder seine Arzthelferinnen anrufen.« Ich höre ihr an, dass sie besorgt ist. »Bitte ruf dort an.«

»Es liegt doch nicht an mir! Sondern an dem Pizzalokal!« Warum will mir Kasia nicht glauben?

»Mom? Würdest du bitte dort anrufen?«, drängt sie mich.

»Nein, nein, es geht mir gut«, sage ich. »Das war nur die blöde Pizza. Egal, es ist schon wieder vorbei.«

Am Mittwoch und am Donnerstag fahre ich morgens selbst mit dem Auto zur Arbeit und verbringe den Tag ganz normal in der Gehirnbank. Am Donnerstag gehe ich nach der Arbeit ins örtliche Schwimmbad und danach Lebensmittel einkaufen. Als ich damit nach Hause komme, sage ich Mirek, dass es mir ausgezeichnet geht. Aber als ich nach dem Essen am Computer sitze und damit fortfahren will, die Ereignisse in meinem Leben aufzuschreiben, sieht Mirek, dass ich Probleme mit dem Tippen habe. Und auch, dass mir anscheinend gar nicht auffällt, wie schwer ich mich damit tue. Ich merke überhaupt nicht, dass manche Worte völlig falsch sind. Mirek sagt nichts, geht aber nach oben, um Kasia anzurufen. Sie reden über den Vorfall mit der Pizza und über mein Gefühl, der Schädel würde mir platzen. Sie machen sich große Sorgen wegen meines Verhaltens.

Am Freitag ruft mich Kasia frühmorgens an.

»Ich finde wirklich, dass du Dr. Atkins anrufen solltest«, sagt sie. »Ich setze eine Mail an ihn auf und leite sie an dich weiter. Du kannst sie einer seiner Arzthelferinnen schicken.«

Wenige Minuten später erhalte ich die Nachricht, die ich laut Kasia verschicken soll:

Meine Tochter möchte, dass ich das sicherheitshalber erwähne, auch wenn es mir gut geht. Sie glaubt, Veränderungen an meiner Fahrweise, aber auch in meinem Denken festgestellt zu haben (leichte Vergesslichkeit, zum Beispiel dass ich vergesse, an der richtigen Kreuzung abzubiegen). Das kann natürlich auch am Stress liegen, an Depressionen oder anderen Dingen. Doch angesichts der ständigen Kopfschmerzen und der besonders schlimmen Migräneattacke von gestern macht sie sich Sorgen, dass verletztes Gehirngewebe geschwollen oder aber sich entzündet haben könnte. Würden Sie das bitte gegenüber Dr. A. erwähnen und hören, was er sagt? Vielen Dank.

Ich schäume vor Wut. Meine eigene Tochter hintergeht mich.

Kasia ist eine hervorragende Ärztin, und ich weiß, dass sie beunruhigt ist, sich Sorgen um mich macht. Aber das hier ist völlig hysterisch und irrational. Außerdem verhält sie sich übergriffig. Ganz so, als würde etwas mit *mir* nicht stimmen!

Ich kann sehr wohl immer noch klar denken und habe deutlich mehr Lebenserfahrung als sie. Jeder in der Familie verlässt sich auf meine gute Intuition und auf mein Urteil – nicht nur wenn es um meine, sondern auch, wenn es um die Gesundheit von uns allen geht. Kasia mag eine erfahrene Ärztin sein, aber *ich* bin diejenige, die sie anruft, wenn sie sich nicht gut fühlt und wenn ihre Kinder krank sind – und das nicht nur, um ihre Sorgen mit mir zu teilen und sich trösten zu lassen. Sie will immer meinen Rat hören: *Mom, meinst du, das ist was Ernstes? Soll ich den Kinderarzt anrufen? Was, wenn das Fieber steigt? Was, wenn …* Dann sage ich ihr, was ich tun würde, und in den meisten Fällen folgt sie meinem Rat. Schließlich bin ich nach wie vor ihre kluge Mutter, der sie vertraut. Wieso behandelt sie mich jetzt so?

Ich maile Kasia zurück:

Ich werde diese Mail nicht verschicken. Vielleicht rufe ich den Arzt an, aber bitte sag mir nicht, was ich zu tun habe. Deine Mutter bestimmt selbst über ihr Leben und tut, was sie für richtig hält. Ich weiß, dass du dir Sorgen machst, und das rührt mich. Aber bitte, bitte, lass mich meine eigenen Entscheidungen treffen. Es geht mir gut!!!

Wenig später reagiert Kasia mit dieser Mail:

Mama!!!!! Okay!!! Ich respektiere deine Entscheidungen. Ganz wie du willst.

Ich rufe den Arzt nicht an. Kurz drauf meldet sich Kasia bei mir und bietet erneut an, ihn selbst zu benachrichtigen. Aus irgendeinem Grund widerspreche ich nicht mehr. Eine Stunde später ruft mich Dr. Atkins' Arzthelferin zurück. Sie meint, er habe Kasias Mail bekommen und möchte, dass ich sofort ins Krankenhaus komme. Sie hat eine Not-MRT eingeplant, und zwar in einer Stunde.

»Komm, lass uns diese MRT machen!«, sagt Mirek. Obwohl er mich nicht drängt, macht mich etwas an seinem Tonfall misstrauisch.

Warum hat sich Kasia gegen mich verschworen? Mirek ergreift auch für sie Partei. Alle sind gegen mich!

Ich bin immer noch genervt, willige aber ein. Ich nehme meine Autoschlüssel und verlasse das Haus.

»Aber du hast Orientierungsschwierigkeiten. Entspann dich doch einfach und lass mich fahren«, schlägt Mirek vor.

»Ich fahre sonst auch immer!«, erwidere ich und setze mich hinters Lenkrad. Widerwillig gibt er nach.

Kaum sind wir auf der Autobahn, beginnt er zu schreien: »Pass auf! Pass auf!«

Wovon redet der Mann?

»Du fährst neben der Spur!«, schreit er. »Bleib in der Fahrbahnmitte. »Nein, nein, jetzt fährst du schon wieder über die Linie. Fahr zurück, fahr zurück!«

»Alles bestens!«, beharre ich. »Von dir aus wirkt das bloß

ganz anders. Warum kritisierst du mich ständig? Kannst du nicht einfach mal den Mund halten?«

Aber die Autos hinter uns beginnen zu hupen, und ich merke, dass ich beinahe in den Laster zu meiner Linken hineinfahre. In letzter Minute kann ich ausweichen. Mirek hat die Hände vors Gesicht geschlagen.

»Hör auf damit«, sage ich. »Es ist ja nichts passiert. Das ist doch keine große Sache. Jetzt beruhige dich endlich!«

Ohne weitere Zwischenfälle erreichen wir das Georgetown MRT-Zentrum. Eine Krankenschwester legt mir einen Venenzugang für das Kontrastmittel. Ich liege auf einer schmalen Pritsche, eine MTA schiebt mich in die enge Röhre. Mit dem Kopf in der Plastikstütze und meinem in weiße Decken gehüllten Körper sehe ich aus wie eine Mumie.

Ich bleibe reglos liegen, während das magnetische Feld ein- und ausgeschaltet wird, begleitet vom lauten Klopfen für mich unsichtbarer vibrierender Federn. Ich kann nur diesen Tunnel sehen und bin allein mit den Gedankenfetzen in meinem verwirrten Gehirn. Das Dong-dong-dong des MRT, das sich in verschiedenen Rhythmen und Tonlagen wiederholt, erlebe ich als seltsam entspannend. Ich mag es, allein zu sein, fühle mich sicher und geborgen, liege zufrieden da wie in einem Kokon, der mich von den ständigen Umweltreizen abschirmt.

Nach einer Stunde ist die MRT vorbei. Ich ziehe mich an und entdecke Mirek im Flur.

»Fertig!«, sage ich. »Lass uns nach Hause fahren.«

Noch bevor wir den Parkplatz erreichen, klingelt Mireks Handy.

»Was? Warum?«, fragt er. »Oh, verstehe. Ja, natürlich, wir kommen.«

Dann sagt er zu mir: »Wir müssen sofort in die Notaufnahme.«

»Warum? Was ist denn los?«

»Die Schwester hat gesagt, dass dein Gehirn stark geschwollen ist.«

Auf dem Weg dorthin merke ich, dass meine Kopfschmerzen wieder da sind, anhaltend und heftig.

In der Notaufnahme werde ich rasch in ein Hinterzimmer geführt. Mein Blutdruck wird gemessen. Er ist sehr hoch. Ich werde in eine Nische geführt, wo ich mich auf eine durch einen Vorhang abgetrennte Liege lege, erneut umgeben von der schrecklichen Geräuschkulisse aus Traumata und Notfällen. Vor meiner Nische rennen, schreien, weinen und kreischen Leute. Da bin ich wieder, genau fünf Monate nachdem der blutende Tumor in meinem Kopf entdeckt worden ist.

Aber ich mache mir überhaupt keine Sorgen. Im Grunde verstehe ich nicht ganz, warum wir überhaupt hier sind. Mirek wirkt traurig, er sieht mich besorgt an, aber ich begreife nicht, warum er so verstört ist. Ich versuche ihn aufzumuntern und reiße Witze. Aber sein Gesichtsausdruck verändert sich nicht. Er hält einfach nur meine Hand und schaut mich an.

Nach einer Weile kommt mein Onkologe Dr. Atkins mit zwei seiner Krankenschwestern zu mir. Sie sehen mich dermaßen mitfühlend an, dass ich von einem Irrtum ausgehe. Sie können sich unmöglich um mich Sorgen machen – warum sollten sie?

»Die MRT zeigt neue Tumoren in Ihrem Gehirn«, sagt Dr. Atkins. »Die Immuntherapie hat nicht angeschlagen. Es tut mir wirklich sehr leid.«

Ich sehe von einem zum anderen. Mirek ist deprimiert. Dr. Atkins scheint tief enttäuscht zu sein, so als hätte er mir Unrecht getan.

Mein armer Arzt. Er versteht das nicht – es geht mir gut!

»Auch das Hirngewebe ist geschwollen und schwer entzündet«, fährt Dr. Atkins fort. »Ich werde Ihnen jetzt eine hohe Dosis Steroide verschreiben, damit die Schwellung zurückgeht. Außerdem weise ich Sie ins Krankenhaus ein.«

Oh, Dr. Atkins – er tut mir so leid! Ich muss ihn trösten.

»Nein, nein, bitte warten Sie!«, sage ich. »Ich möchte keine Steroide. Nach allem, was ich gelesen habe, werden die Steroide meine Immunreaktion herabsetzen und meine Behandlung torpedieren. Ich *weiß*, dass die Immuntherapie funktioniert hat. Ich *weiß* es einfach! Das mit der Entzündung in meinem Gehirn tut mir leid, aber so was kann nun mal passieren. Bei der Immuntherapie gibt es häufig Rückschläge, bevor es zu einer Besserung kommt. Machen Sie sich bitte keine Sorgen. Alles wird gut.«

Ich sehe erst Dr. Atkins an und dann Mirek, in dessen Augen Tränen stehen. Die beiden Schwestern sehen aus, als wollten sie gleich anfangen zu weinen.

So viel Aufhebens – und das vollkommen umsonst! Ich sollte ihnen erklären, was passiert – vielleicht kann sie das beruhigen.

»Tumoren werden bei Behandlungsbeginn oft erst mal größer«, sage ich. »Das weiß ich aus mehreren Fachartikeln, die ich erst vor wenigen Wochen gelesen habe. Die Tumoren, die Sie in der MRT sehen, können größer wirken, als sie in Wirklichkeit sind, weil meine T-Zellen die Melanomzellen bekämpfen und umbringen. Was Sie da sehen, ist nur ein Beweis für den dramatischen Krieg, der sich gerade in meinem Gehirn abspielt. Wir müssen dem Körper Zeit geben, dieses scheußliche Schlachtfeld aufzuräumen. Wir müssen einfach nur warten, glauben Sie mir!«

Aber Dr. Atkins schüttelt den Kopf. Sie sehen alle wie durch mich hindurch oder aber mit feuchten Augen und ernsten Gesichtern an mir vorbei. Sie reden miteinander und hören mir gar nicht mehr richtig zu. Sie beugen sich über mein Bett, mustern mein Gesicht und machen sich Sorgen.

Sie tun mir so leid! Ich wünschte, sie könnten verstehen, dass ich recht habe.

Mirek erzählt mir, dass Kasia gerade auf dem Weg hierher ist. Wenige Stunden später stößt sie im Krankenhauszimmer zu uns, in das ich inzwischen verlegt worden bin. Ich bin erstaunt, sie zu sehen. »Kasia, Liebes, das wäre doch nicht nötig gewesen! Es geht mir wirklich gut«, versichere ich ihr. Sie beginnt zu weinen. Sie hat ihren Italienurlaub mit Jake und den Jungen abgesagt, den sie schon seit über einem Jahr geplant haben. Nur um hierherzueilen. Ich freue mich, dass sie da ist, kann ihre Entscheidung aber nicht nachvollziehen, genauso wenig wie ihren Gefühlsausbruch.

»Diese Aufregung ist völlig umsonst«, sage ich. »Es geht mir gut! Es geht mir gut!«

Inzwischen ist es fast Abend, und Kasia legt sich zu mir ins Bett – genau wie im Januar. Sie ist genauso erschöpft und besorgt wie damals. Es tut gut, sie zu spüren, trotzdem verstehe ich die Dringlichkeit nicht. Ich weiß nicht, wie ich sie, Mirek und Dr. Atkins überzeugen soll, dass man wirklich nicht so ein Aufhebens um mich veranstalten muss.

Bevor Mirek und Kasia sich einige Stunden später auf den Heimweg machen, versprechen sie mir, dass sie gleich morgen früh zurückkommen werden. »Natürlich!«, sage ich fröhlich. »Alles wird gut. Ich brauche nichts. Macht euch keine Sorgen und fahrt langsam – unternehmt doch morgen früh eine kleine Radtour.« Ich habe weder eine Zahnbürste noch Kleidung zum Wechseln dabei, aber ich bin optimistisch und fühle mich wohl. Die Kopfschmerzen sind verschwunden. Stunden später schicke ich ihnen ein Selfie, das mich lächelnd in meinem Krankenhauskittel im Bett zeigt.

Aber ich verbringe keine ruhige Nacht. Nächte in Krankenhäusern sind nie ruhig – dafür ist viel zu viel los, viel zu viel Lärm, viel zu viel grelles Licht und viel zu viele pie-

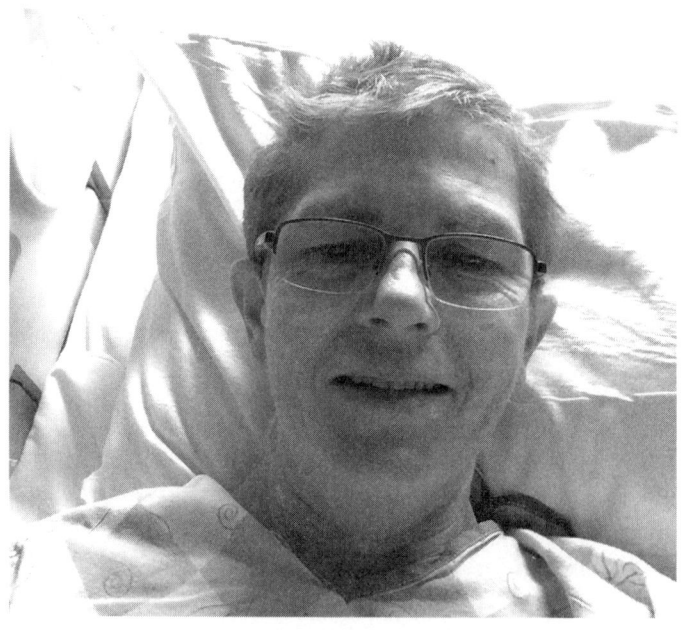

Das Selfie, das ich meinem Mann und meiner Tochter
aus dem Georgetown Hospital geschickt habe

pende Apparaturen. Bei Tagesanbruch werde ich von einer Schwester geweckt, die meine Vitalfunktionen kontrolliert und die Infusionsbeutel austauscht. Ich bin wütend, weil sie mich geweckt hat, und hungrig, wahnsinnig hungrig.

»Wann gibt es Frühstück?«, frage ich.

»Bald«, erwidert sie.

»Aber ich habe Hunger!«, sage ich ungehalten. *Ich habe Hunger. Ich will was zu essen.* Ich kann an nichts anderes mehr denken.

Um sieben habe ich immer noch kein Frühstück. Auch nicht um acht oder neun. Ich koche vor Wut. Als die Schwester wiederkommt, stürze ich mich auf sie.

»Wie kann es sein, dass ich immer noch kein Frühstück bekommen habe?«, schimpfe ich. »Was ist das nur für ein schreckliches Krankenhaus? Meine Versicherung zahlt Hunderte von Dollar pro Tag. Das ist das Letzte! Allein schon das Frühstück dürfte hundert Dollar kosten – und dann kommt es auch noch zu spät!«

Ich wiederhole meine Beschwerden bei jedem, der ins Zimmer kommt. Es wird zehn, immer noch kein Frühstück. Und Kasia und Mirek sind auch noch nicht aufgetaucht. Als sie endlich anrufen, erzähle ich ihnen, wie wütend ich bin, dass sie nicht längst schon mit etwas zu essen hier sind. Nachdem wir aufgelegt haben, gehe ich ins Schwesternzimmer. Ich ziehe meinen Infusionsständer hinter mir her und verlange mein Essen. Die Schwester erklärt mir, dass es bei mir etwas länger dauert, weil ich ein Neuzugang bin. Wütend stürme ich in den Gang, verstelle einem Arzt den Weg und bestehe darauf, dass er sich meine Tirade anhört. »Kein Frühstück! Wie armselig, wie unverantwortlich! Meine Versicherung bezahlt dafür!«

Niemand entgeht mir – weder die Schwestern noch andere Patienten. Alle müssen sich meine Frühstücksgeschichte anhören.

Um halb elf bringt mir das Krankenhauspersonal endlich etwas zu essen. Genau in diesem Moment kommen Mirek und Kasia mit Haferflocken, Obst und Nüssen – mein Lieblingsfrühstück. Erst verschlinge ich das Krankenhausessen, dann die Köstlichkeit von meiner Familie. Aber danach bin ich immer noch nicht zufrieden. Wieder liege ich Kasia und Mirek mit der Geschichte vom verspäteten Frühstück in den Ohren, erzähle sie immer wieder aufs Neue. Jede Schwester und jeder Arzt, der das Zimmer betritt, bekommt diesen Fall beispielloser Ungerechtigkeit vorgesetzt. Sie versuchen, mich zu meinen Kopfschmerzen und zu anderen medizinischen Problemen zu befragen. Aber ich muss ihnen unbedingt aufs Auge drücken, dass mein Frühstück zu spät kam. Außerdem sei ich immer noch hungrig. Ob ich noch mehr haben könne?

Ich sehe, dass meine Tochter verstimmt ist. Sie fordert mich auf, das ständige Beschweren zu unterlassen. »Mom, verstehst du denn nicht, dass du ernsthaft krank bist?«, sagt sie mit Tränen in den Augen. »Du hast neue Tumoren im Gehirn. Warum versteifst du dich auf so unwichtige Dinge wie Frühstück und Essen, wo dein Leben in Gefahr ist?«

Ich kann nicht glauben, was ich da höre. »Frühstück soll unwichtig sein?«, erwidere ich. »Natürlich ist das wichtig. *Mir* ist das schon wichtig.«

Kasia geht aus dem Zimmer. Ich höre, wie sie direkt vor der Tür mit einem Arzt spricht, der mich untersuchen will. Als sie wieder hereinkommt, weint sie. Ihre emotionale Reaktion verwirrt mich.

»Warum willst du über Tumoren und so traurige Sachen reden?«, frage ich. »Was soll das? Was ändert das schon? Du übertreibst.«

»Mom, du bist schwer krank«, erwidert sie. »Hast du das immer noch nicht verstanden?«

»Du schiebst Panik. Beruhige dich!«, sage ich – nicht ohne hinzuzufügen: »Die ganze Welt hat sich gegen mich verschworen!«

»Ich erkenne dich kaum noch wieder! Du bist nicht mehr die Mutter, die ich mein Leben lang gekannt habe.« Sie schluchzt weiter.

Ich starre stumm in die Ferne.

Keiner hat mich mehr lieb. Ich kann einfach nicht glauben, dass bei diesem Frühstücksdebakel niemand für mich Partei ergreift. Frühstück um halb elf? Wofür zahle ich eigentlich?

Im Krankenhaus fahre ich damit fort, alles zu verdrücken, was man mir vorsetzt. Gleichzeitig bitte ich meine Familie, mir von zu Hause noch mehr Essen mitzubringen. Vor allem die Krankenhauskekse finde ich köstlich. Ich verschlinge sie und halte nach Nachschub Ausschau.

Am Nachmittag des nächsten Tages – Sonntag, der 21. Juni – werde ich aus dem Krankenhaus entlassen. Ich werde weiterhin hoch dosierte Steroide einnehmen und in wenigen Tagen einen Termin bei Dr. Atkins haben, um Näheres über meinen Zustand und meine weiteren Optionen zu erfahren. Bis dahin heißt es abwarten. Niemand in der Familie erwähnt die Möglichkeit weiterer Behandlungen. Der Tod schwebt über uns wie ein böser Geist.

Als wir nach Hause kommen, habe ich immer noch einen Mordshunger und bestehe darauf, uns etwas zum

Abendessen zu kochen. Aber als ich versuche, es zuzubereiten, bin ich verwirrt. Ich kann weder Töpfe noch Pfannen
noch sonst irgendetwas finden. Als Mirek anbietet, mich
abzulösen, herrsche ich ihn an, er soll mich gefälligst in
Ruhe lassen. Kasia versucht ebenfalls, mir zu helfen, doch
ich kritisiere sie dermaßen, dass sie sich ebenfalls zurück-
zieht. Mehr oder weniger stumm nehmen wir zu dritt das
Abendessen ein.

In den nächsten Tagen fällt es mir immer schwerer, uns
etwas zu kochen. Ich habe keine Ahnung, wie ich die Men-
genangaben der Rezepte für Mirek und mich so umrechnen
soll, dass es auch noch für Kasia reicht. Ich habe die Zu-
tatenmengen der simpelsten Rezepte vergessen: Wie viel
Wasser im Verhältnis zu wie viel Nudeln? Wie viel Salz auf
wie viel Wasser? Außerdem bin ich nicht mehr in der Lage,
irgendetwas zu planen: Ich weiß nicht, was zuerst zubereitet werden muss, damit alles gleichzeitig fertig wird. Ich
weiß nicht, welche Zutaten zu welchem Rezept gehören
und wann ich sie hinzufügen muss. Ich kann nicht einmal
mehr Brot backen – ein Ritual, das ich seit Jahren wöchent-
lich durchführe, mit einem Hefestarterteig aus Polen. Sosehr ich mich auch anstrenge, ich weiß nicht mehr, wie
es geht.

Obwohl mich das alles auch frustriert, begreife ich nicht,
was es wirklich bedeutet. Ganz so, als wüsste ich nicht, dass
ich das alles bis vor wenigen Wochen noch konnte. Ich stelle
keinerlei Zusammenhang zwischen meinen ernsten Ge-
hirnproblemen und der Tatsache her, dass ich nicht mehr
weiß, wie meine Lieblingsgerichte zubereitet werden.

Auch wenn ich mich in der Küche schwertue, bin ich
nach wie vor regelrecht besessen vom Essen. Zwischen

Mitte Juni und Anfang Juli nehme ich fünf Kilo zu, ohne dass mir das auch nur das Geringste ausmachen würde. Nach der Gehirnoperation im Januar war ich sehr dünn und wog nur noch 59 Kilo – so wenig wie noch nie in meinem Erwachsenenleben. Doch schon bald bringe ich 69 Kilo auf die Waage, mehr, als ich das bei meinen 1,68 Meter je für möglich gehalten hätte. Doch es ist mir egal. Steroide führen häufig zu einer Gewichtszunahme, aber das ist nur ein kleiner Teil des Problems. Ich kann einfach nicht mehr aufhören zu essen. Nicht etwa, weil ich hungrig wäre, sondern weil die ganzen Sachen dermaßen köstlich aussehen, dass ich sie einfach essen muss. Warum auch nicht?

Kasia, die sich Sorgen wegen der enormen Zuckerzufuhr macht, rät mir vorsichtig, meinen Wahnsinnsappetit etwas zu zügeln.

Als Endokrinologin macht sie sich besonders viele Gedanken, weil ich Steroide einnehme, die in Kombination mit zu viel Zucker zu einer Hyperglykämie, also Überzuckerung führen können.

»Mom, ich flehe dich an!«, sagt Kasia. »Du wirst doch nicht die ganze Eiscreme aufessen wollen!«

»Lass mich in Ruhe«, erwidere ich unwirsch. »Du hast mir nicht vorzuschreiben, was ich esse und was nicht. Das geht nur mich etwas an.«

Zu dem Zeitpunkt ahnt das noch niemand, aber meine Besessenheit vom Essen ist ein klassisches Symptom für Probleme im Stirnlappen, der in meinem Fall zusätzlich mit Steroiden überschwemmt wird, die an und für sich schon den Appetit anregen. Menschen mit Frontotemporaler Demenz nehmen häufig rasch zu, da ihr Appetit durch nichts mehr gezügelt wird. Funktioniert der frontale Cortex dagegen so, wie er soll, sind Menschen in der Lage, die Vor- und Nachteile einer unmittelbaren Bedürfnisbefriedigung gegeneinander abzuwägen. Ist diese Funktion dagegen eingeschränkt oder nicht mehr vorhanden, tun sie einfach, wonach ihnen gerade ist – ohne Rücksicht auf die Folgen.

Ich liebe Süßigkeiten, also werde ich sie essen – Schluss, aus, Ende!

Am Mittwoch, den 24. Juni, fahren Kasia, Mirek und ich erneut zu Dr. Atkins, um zu erfahren, wie es mit mir weitergehen soll. Ich bin gespannt, was er zu sagen hat. Die Steroide geben mir so viel Energie, und ich fühle mich so viel besser, dass ich einfach weiß: Ich bin auf dem Weg der Heilung – Tumoren hin oder her.

Bei der Anmeldung strahle ich die Arzthelferin am Empfang an. Aber Kasia und Mirek teilen meinen Optimismus nicht im Geringsten. Sie sitzen mit ernsten Mienen im Wartezimmer, bis uns Dr. Atkins' Assistentin abholt.

»Hallo«, sage ich fröhlich. »Schön, Sie wiederzusehen!«

Sie schenkt mir ein trauriges, flüchtiges Lächeln und führt uns zum Untersuchungsraum.

Als Dr. Atkins hereinkommt, macht er ein besorgtes Gesicht. Er bittet uns, Platz zu nehmen. Drei seiner Arzthelferinnen, Kellie, Bridget und Dorothy, stehen neben ihm. Sie sind am Boden zerstört.

»Guten Tag!«, sage ich fröhlich in dem Versuch, die Stimmung zu heben. »Wie schlimm kann es jetzt noch werden?«

»Wie Sie wissen, sind neue Tumoren in Ihrem Gehirn aufgetreten«, sagt Dr. Atkins, »und –«

»Wir müssen einfach irgendwie damit fertigwerden«, unterbreche ich ihn. »Ich hab auch schon vorher neue Tumoren gehabt. Sie werden irgendwann schrumpfen und verschwinden, glauben Sie mir!«

Bridget, die Arzthelferin, die der Tür am nächsten steht, dreht den Kopf weg und versucht sich unauffällig die Tränen abzuwischen.

»Wirklich, alles bestens!«, versichere ich ihnen. »Wenn ich doch sage, dass –«

»Sie scheinen mindestens achtzehn Tumoren im Gehirn zu haben«, sagt Dr. Atkins.

Kasia schnappt nach Luft.

»Wie Sie wissen, hatten Sie drei Gehirntumoren, als Sie mit der Studie begonnen haben«, sagt Dr. Atkins. »Seit der letzten MRT sind verteilt über Ihr ganzes Gehirn etwa fünfzehn neue aufgetreten.«

»Achtzehn?«, wiederholt Kasia, und ihr versagt die Stimme. Mirek verspannt sich neben mir, sagt aber nichts.

»Oh, das glaube ich nicht«, erwidere ich. »Was Sie da sehen, ist etwas ganz anders. Entzündungen vielleicht oder –«

Dr. Atkins unterbricht mich und bietet an, uns die Scans in seinem Büro zu zeigen. Kasia geht mit ihm nach nebenan, aber ich will nicht mit, und Mirek bleibt bei mir. Als sie zurückkehren, hat Kasia Tränen in den Augen.

Die Aufnahmen zeigen mehrere kleine, aber deutlich erkennbar schwarze Flecken in meinem Gehirn, so Dr. Atkins. Über achtzehn rosinengroße Flecken. Die größten Tumoren befinden sich in meinen Stirn- und Scheitellappen, lauern aber auch in den Schläfen- und Hinterhauptlappen sowie in den Basalganglien, das sind mehrere Kerngebiete unterhalb der Großhirnrinde, die mit an der Koordination von Bewegungen beteiligt sind. Später wird Kasia mir erzählen, dass mein Gehirn auf den Scans ausgesehen hat wie ein Klumpen Rosinenbrotteig.

Der größte Tumor sitzt laut Dr. Atkins in meinem Stirnlappen. Er hat die Größe einer Mandel.

»Kein Wunder, dass du dich so seltsam verhältst«, sagt Kasia leise.

»Jetzt mal im Ernst, Kasia – so anders bin ich doch gar nicht!«, wehre ich mich.

Dr. Atkins nickt Kasia zu und fährt fort. »Außerdem zeigen die Aufnahmen mehrere weiß verschwommene Bereiche, die darauf hinweisen, dass ein großer Teil Ihres Gehirns stark geschwollen ist.«

»Mom, ich liebe dich«, sagt Kasia auf Polnisch.

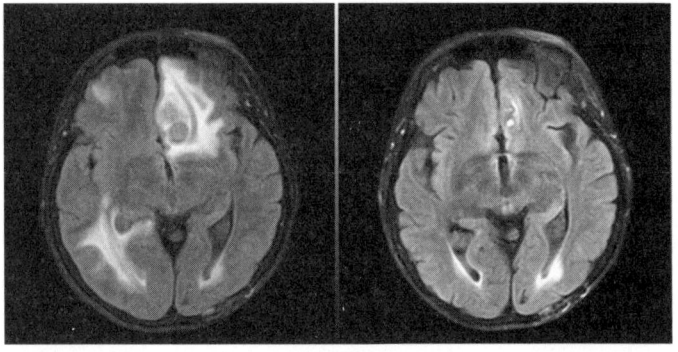

Die MRT vom 19. Juni, auf der Dr. Atkins neue Tumoren und starke Schwellungen entdeckt hat. Die weißen Bereiche zeigen die Schwellungen, die runden Flecken sind die Tumoren. Der am deutlichsten erkennbare Tumor befindet sich in der oberen Hälfte des Bildes, und zwar mitten in meinem frontalen Cortex.

»Aber diese Steroide werden die Schwellungen abklingen lassen! Ich fühle mich schon jetzt deutlich besser!« Mein Lächeln wird breiter.

Ich sehe Mirek an, der mich anstarrt. Ich schaue die Schwestern an, denen allen erneut die Tränen kommen.

Warum sind bloß alle so pessimistisch? Sie übertreiben maßlos. Dieses Untergangsszenario ist vollkommen unnötig.

»Es tut mir leid, dass die Immuntherapie nicht angeschlagen hat«, sagt Dr. Atkins noch einmal. »Ich habe so sehr gehofft, dass es klappt.«

Niemand sagt etwas. Die Stille lastet schwer im Raum. Doch ich bin noch immer nicht bereit aufzugeben.

»Na gut, und was jetzt?«, frage ich. »Was tun wir?«

»Wir werden die Tumoren bestrahlen«, sagt er. »Unser Radioonkologe, Dr. Sean Collins, wird sich bald mit Ihnen in Verbindung setzen.«

Aber wir wissen alle, dass Bestrahlung keine Heilung verspricht.

»Und dann?«, frage ich. »Was, wenn das nicht funktioniert?«

Dr. Atkins zögert.

»Bitte sagen Sie es mir«, fordere ich ihn auf. »Was erwartet mich dann?«

Ich fühle mich, als würde ich über jemand ganz anderes reden. Wie eine Wissenschaftlerin, die über eine Gewebeprobe in einer Petrischale spricht – so als hätte das, worüber wir reden, rein gar nichts mit meinem möglichen Tod zu tun.

»Wenn die Schwellung zunimmt und der Druck auf Ihr Gehirn wächst, werden Sie ins Koma fallen«, sagt Dr. Atkins.

Koma? Ein Koma schreckt mich nicht. Das klingt tröstlich, wie einschlafen.

»Und dann?«, frage ich.

»Und dann – werden Sie irgendwann sterben«, fährt er leise fort.

»Gut«, erwidere ich. »Und was soll ich bis dahin tun? Wie soll ich mich darauf vorbereiten?« Ich frage das ganz sachlich, als würde ich Informationen über eine Terrassenüberdachung einholen.

Er scheint nicht recht zu wissen, was er darauf antworten soll. Schließlich sagt er: »Inzwischen müssen Sie mit dem Schlimmsten rechnen. Sie sollten Ihre Angelegenheiten regeln.«

Alle im Raum unterdrücken mühsam die Tränen. Alle bis auf mich.

Mir ist überhaupt nicht zum Weinen zumute.

»Gut.« Ich nicke. »Ich mag konkrete Handlungsanweisungen. Ich werde meine Angelegenheiten regeln.«

Dann merke ich auf einmal, dass das gar nicht nötig ist, weil ich meine Angelegenheiten schon vor Monaten geregelt habe – schon als meine Gehirntumoren diagnostiziert worden sind. Dass ich perfekt vorbereitet bin, schenkt mir erneut innere Ruhe und Zufriedenheit.

Alle anderen scheinen am Boden zerstört zu sein.

Sie sind alle so fertig. Aber mir geht es gut. Die werden schon sehen, mir geht es gut!

Wir verlieren kein weiteres Wort über den Tod. Auf der Heimfahrt reden Kasia, Mirek und ich so gut wie gar nicht.

Ich sitze auf dem Beifahrersitz, gehe in Gedanken noch einmal durch, was ich in der Fachliteratur über die Immuntherapie gelesen habe. Ich bin davon überzeugt, dass die Schwellungen in meinem Gehirn, diese neuen Tumoren nur eine vorübergehende Phase in einem erfolgreichen Behandlungsplan sind. Ich erinnere mich an das, was die Forschung von manchen Fällen berichtet: Die Tumoren schwellen an, um dann zu schrumpfen und zu verschwinden. Meine Fähigkeit, mich an das zu erinnern, was ich über meine Behandlung gelesen habe, ist unangetastet. Und das stimmt mich optimistisch.

Aus meiner jahrelangen Schizophrenieforschung weiß ich, dass Störungen im Gehirn das Urteilsvermögen schwächen, dazu führen, dass man die eigenen Defizite nicht mehr erkennen kann. Aber in diesem Moment hilft mir mein ganzes theoretisches Wissen nicht dabei, die Dinge so zu sehen, wie sie wirklich sind: Ich verliere langsam den Verstand – und mein Leben.

Einige Tage später, am Sonntag, den 28. Juni, stehen Kasia und ich im örtlichen Gartencenter.

Blau. Orange. Pink. Rot. Weiß.

Fleißige Lieschen in allen Regenbogenfarben stehen vor uns unter einer Markise.

»Mom, wir sind schon seit einer Viertelstunde hier«, sagt Kasia. »Such dir einfach welche aus.«

Ich kann mich nicht entscheiden. Wie viele brauchen wir? Welche Farben gefallen mir? Ich mag Korallenrot, aber aus meiner Sicht ist das bei den vorhandenen Farben nicht dabei. Ist das Korallenrot? Ich bin mir nicht sicher. Vielleicht. Aber all diese Pflanzen sehen nicht frisch aus. Irgendwie verwelkt. Na gut, dann nehme ich vielleicht doch was anderes als Koralle. Vielleicht Rot?

Kasia seufzt frustriert.

Ich gebe auf. Nach einer halben Stunde genauer Betrachtung der Blumen verlege ich mich auf etwas Lilarotes – genauer kann ich es nicht beschreiben. Wir steigen in meinen Wagen, und Kasia fährt zu einem Asia-Restaurant in einem nahe gelegenen Einkaufszentrum, um uns etwas besonders Leckeres zu besorgen: Sushi zu Mireks Geburtstag.

Eine Dreiviertelstunde nachdem wir das Gartencenter verlassen haben, sitze ich allein an der Restauranttheke. Um mich herum wimmelt es von Menschen, die sich laut in einer Sprache unterhalten, die ich nicht verstehe. Es ist Mittagszeit, und in dem eher einfachen Imbiss ist jede Menge los. Menschen aus der ganzen Welt haben sich hier versammelt, vor allem aber aus Korea, dem Land, aus dem die jüngsten Einwanderer aus den nördlichen Vororten Virginias stammen. Aus irgendeinem Grund finde ich den Trubel unterhaltsam.

Er ist eine angenehme Ablenkung, denn ich bin irgendwie in meinen Gedanken stecken geblieben. Ich versuche an etwas zu denken, doch es fällt mir schwer. Draußen ist es heiß, und in dem Imbiss heiß und voll. Exotische Düfte liegen in der Luft – von Kimchi und dampfenden Schalen mit Nudelsuppe, von mariniertem Fleisch wie Bulgogi, das direkt an den Tischen um mich herum gegrillt wird, von Knoblauch, Ingwer und Sojasoße. Das genaue Gegenteil von unserer faden polnischen Küche mit Piroggen, Kohl und so lange mit Zwiebeln und Wildpilzen gekochtem Fleisch, bis es aussieht wie brauner Matsch. Die meisten Angehörigen unserer Familie haben schon seit Jahren damit abgeschlossen. Um die polnische Tradition zu ehren, kochen wir diese Speisen nur noch an Feiertagen, und auch dann eher aus nostalgischen Gründen.

Mirek hat sich Sushi zum Geburtstag gewünscht, das ist

sein Lieblingsessen. Ich hätte fast vergessen, dass morgen, am 29. Juni, sein Ehrentag ist. Als ich meine siebenundachtzigjährige Mutter an diesem Morgen zu unserem wöchentlichen Telefonat in Polen angerufen habe, hat sie gefragt: »Hat nicht Mirek morgen Geburtstag?« Das hatte ich völlig vergessen. Ich wusste, dass diese Jahreszeit wichtig für unsere Familie ist, weil wir dann gleich zwei Geburtstage feiern, Mireks und den meines Schwagers Ryszard. Aber wer von beiden ist zuerst dran? Keine Ahnung. »Ich denke schon«, sage ich ausweichend.

Um sicherzugehen, hake ich bei Kasia nach. »Hat Ryszard morgen Geburtstag? Oder Mirek? Ich weiß es nicht mehr.«

»Morgen hat Mirek Geburtstag«, sagt sie. »Ryszards war vor ein paar Tagen.«

Ich hätte mich eigentlich wundern müssen, dass ich mich nicht mehr an den Geburtstag des Mannes erinnern kann, mit dem ich seit fast dreißig Jahren verheiratet bin. An den des Mannes, den ich von ganzem Herzen liebe. Seit Jahren ist sein Geburtsdatum auch der PIN, mit dem ich mein Handy entsperre. Doch inzwischen schockt mich so schnell nichts mehr. Es gibt so vieles, woran ich mich nicht mehr erinnern kann. Mit Zahlen und Daten tue ich mich besonders schwer.

Da ich am nächsten Tag einen Bestrahlungstermin habe, haben Kasia und ich beschlossen, Mireks Geburtstag vorzufeiern. Aber jetzt, wo ich hier in diesem Lokal sitze, starre ich einfach nur geradeaus. Die Bedienungen scheinen unsicher, was ich hier mache, so viel fällt mir immerhin auf. Mit freundlichem Lächeln fragen sie, ob ich noch etwas brauche, ob sie mir irgendwie behilflich sein können. Ich danke ihnen und schüttle den Kopf. Der Sushichef mir gegenüber, ein großer, gut aussehender Mann, arbeitet an einer Sushirolle, hackt bunte Zutaten klein, rollt in Algen gewickelten Klebreis mit bloßen Händen und gibt raffinierte Soßen darüber. Während er in verschiedene Behälter greift, schenkt er mir ein schüchternes Lächeln.

Es ist jetzt zwanzig Minuten her, dass unsere Bestellung geliefert wurde, eine große braune Tüte mit einem Tablett, das cremige Sushirollen enthält, gefüllt mit Aal, Lachs und Weißfisch, dekoriert mit Avocado, Wasabi, Algen, Sesamsaat und anderen Gewürzen. Ich klebe nach wie vor an der Theke, starre auf die Rechnung und versuche das Trinkgeld auszurechnen. Ohne Erfolg. Ich sehe jede Menge Zahlen, die auf einen schmalen Zettel gekritzelt wurden, doch sie haben keinerlei Bedeutung für mich. Ich lese die Ziffern, weiß aber nicht, was ich damit anfangen soll. Ich weiß, dass man 20 Prozent Trinkgeld gibt – daran kann ich mich noch erinnern –, weiß aber nicht mehr, was Prozent sind. Ich kann mich nur noch an diesen Richtwert erinnern, 20 Prozent. Doch ohne weiteren Kontext ist er bedeutungslos. Was ist das, 20 Prozent? Wie berechnet man das?

Ich starre auf die Rechnung. Wie viel hat unser Sushi gekostet? Ich glaube, das muss diese Zahl da sein, siebzig. Aber das ist der Preis für das Essen. Wie hoch ist das Trinkgeld?

Immer wieder gehen mir diese Fragen im Kopf herum, verzweifelt halte ich nach einer Antwort Ausschau, die sich jedoch nicht einstellen will. Ich ändere meine Strategie und beginne mit irgendwelchen Zahlen in meinem Kopf zu spielen, versuche dann, sie vorsichtig in den Mund zu nehmen. »Dreißig Dollar?«, flüstere ich. »Oder zwanzig?« Nein, das klingt falsch.

Ich schaue Richtung Tür, aus der Kasia vor fast einer halben Stunde verschwunden ist. Sie wollte den Wagen holen, das weiß ich noch. Damit wir das Tablett nicht so weit tragen müssen.

Wo bleibt sie nur?

Ich fühle mich hilflos. Ich öffne meinen Geldbeutel und entdecke einen Zehndollarschein.

Na gut, zehn Dollar vielleicht.

Ich füge mich dem vorhandenen Betrag, einem beliebigen Schein, den ich auf die Theke lege. Rasch gehe ich, damit man mich nicht aufhalten und dazu befragen kann, falls etwas nicht stimmt. Ich fühle mich wie ein Verbrecher.

Kasia hat die ganze Zeit vor dem Eingang im Wagen gesessen.

»Was ist passiert, Mom? Was hast du bloß so lange da drin gemacht?«

Ich weiß nicht, was ich sagen soll. »Ach, nichts«, erwidere ich möglichst lässig. »Meinst du, zehn Dollar Trinkgeld sind okay?«

»Du hast in einem Abholimbiss Trinkgeld gegeben?« Sie klingt überrascht.

»Warum nicht? Ich hatte nur Probleme, den richtigen Betrag auszurechnen.«

Sie sieht mich erstaunt an. »Wie teuer war denn das Sushi?«, fragt sie.

Ich zögere. »Siebzig Dollar«, sage ich. Ich bin erleichtert, dass ich mich noch daran erinnern kann.

»Und du hast es nicht geschafft, zwanzig Prozent von siebzig Dollar auszurechnen?«

Ich überlege. »Ich weiß nicht, wie das geht«, sage ich.

»Und was ist mit zwölf durch drei?«

»Ich – ich habe keine Ahnung.«

»Kannst du fünf und zehn zusammenzählen?«

»Fünfzehn!«, rufe ich überglücklich.

»Achtzehn minus fünf?«

»Keine Ahnung. Zwölf vielleicht?«

Wir experimentieren die ganze Heimfahrt über mit einfachen Rechenaufgaben. Und stellen fest, dass ich addieren kann, solange es sich um ganze Zahlen handelt. Aber Subtrahieren, Multiplizieren oder Dividieren ist völlig unmöglich, egal wie einfach die Aufgabe auch sein mag. Diese Rechenarten gehen schlichtweg über meinen Horizont.

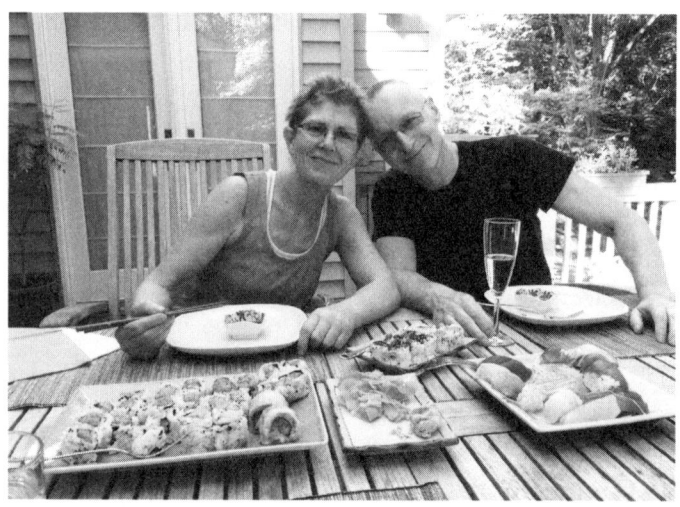

Wir feiern Mireks Geburtstag mit seinem Lieblingsessen.
Ich habe kurz zuvor festgestellt, dass ich das Trinkgeld
für das Sushi-Lokal nicht mehr ausrechnen und auch
andere schlichte Rechenaufgaben nicht mehr lösen kann.

Als wir nach Hause kommen, reden Kasia und ich nicht mehr darüber, erwähnen es auch Mirek gegenüber nicht, während wir beim Sushi-Essen seinen Geburtstag feiern. Erst viel später wird mir Kasia erzählen, dass es sie extrem geschmerzt hat, mich in so einer schlechten Verfassung, so verändert zu erleben, vor allem wenn man es mit der willensstarken, erfolgreichen Frau vergleicht, die ich einmal war: mit ihrer klugen Mutter, die ihr einst Mathe, logisches Denken, die Bedeutung von Aufrichtigkeit beigebracht hat, aber auch, wie man das Leben genießt. Sie will nicht, dass sich unsere Rollen vertauschen. Sie will keine Ärztin sein, die meine Symptome untersucht, meine seltsamen neuen Verhaltensweisen beobachtet, um zu verstehen, was genau mit mir nicht stimmt. Sie will ihre liebevolle, lustige, kompetente Mama zurück. Und nicht diese verwirrte, cholerische, egoistische Hochstaplerin.

✦

Wie mir Dr. Aizer viel später erklären wird, dürfte meine gestörte Rechenfähigkeit – auch Dyskalkulie oder Akalkulie genannt – mit den Verletzungen und Entzündungen in meinem Scheitellappen zusammenhängen, ein Areal direkt hinterm Stirnlappen an der Gehirnoberseite. Gemeinsam machen Stirn- und Scheitellappen fast zwei Drittel des hoch entwickelten Neocortex unserer Spezies aus, der aus vier Gehirnlappen besteht. Verletzungen oder Defekte im Stirn- und Scheitellappen konnten mit Dyskalkulie bei Patienten in frühen Demenzstadien in Zusammenhang gebracht werden.

Forscher haben es geschafft, verschiedene Aspekte der

Zahlenverarbeitung wie Multiplikation und Subtraktion in bestimmten Subregionen des Scheitellappens zu verorten. Menschen mit Verletzungen in einem bestimmten Areal des Scheitellappens können also Defizite bei bestimmten Rechenarten aufweisen, die sie bei anderen jedoch nicht haben. In meinem Fall scheint es so zu sein, dass ich ganze Zahlen addieren kann. Aber Dividieren, Subtrahieren und Multiplizieren ist mir unmöglich. Es kann gut sein, dass die Schwellungen in meinem Gehirn die Funktion bestimmter Subregionen des Scheitellappens beeinträchtigen, aber andere intakt lassen.

Die Verletzungen in meinem Scheitellappen, die uns Dr. Atkins bei meinem letzten Besuch aufgezeigt hat, können auch für andere Probleme verantwortlich sein, unter denen ich derzeit leide. Der Scheitellappen spielt nämlich auch eine wichtige Rolle für das Raumgedächtnis, die Fähigkeit, sich an Formen und Strukturen bereits gesehener Orte zu erinnern oder die Karte eines Ortes im Gedächtnis zu behalten. Er ist auch an der Planung von Bewegungen beteiligt, an der Fähigkeit, komplexe Handlungen zu planen und auszuführen, die nicht routinemäßig erfolgen. Aber auch an der Fähigkeit, die eigene Krankheit anerkennen zu können, die mir eindeutig fehlt. Bei mir sind all diese Funktionen inzwischen beeinträchtigt.

Erstaunlicherweise hat sich meine Fähigkeit zu schreiben nicht weiter verschlechtert. Sie wird im Gegenteil langsam wieder besser – trotz meiner Probleme mit dem Kurzzeitgedächtnis. Und nicht genug damit, dass meine Sprachfähigkeit noch intakt ist, sie ist darüber hinaus sogar erstaunlich ausgeprägt. Vielleicht auch wegen der verabreichten Steroide bin ich wahnsinnig kreativ. Ich wache um vier oder fünf Uhr morgens auf und hole mir den Laptop ins Bett. In meinem Kopf wimmelt es nur so von Ideen, wie ich meine Gefühle beschreiben kann. Meine Emotionen und meine Erinnerungen sind so intensiv, manchmal auch so bizarr, dass ich sie einfach in Worte fassen muss – um mich davon zu befreien, aber auch um diese lebhaften Erinnerungen mit anderen Menschen teilen zu können, bevor sie ganz verblassen. Es ist, als wollte ich die aktuellen realen Einschränkungen dadurch kompensieren, dass ich sie virtuell zu Papier, sprich: auf den Computerbildschirm bringe.

Ich schreibe über meine Kindheit in Polen, über meine geliebte Großmutter, die uns in den Sommerferien in die primitiven, entlegenen Bergdörfer der Beskiden mitgenommen hat. Entzückt rufe ich lang vergessene Erinnerungen an den Duft von Heu und Kuhdung in mir wach. Ich sammle Pilze in den Wäldern, quere eisige Bäche und pflücke wilde Brombeeren mit meiner Oma und meiner kleinen Schwester. Diese Erinnerungen von vor über fünfzig Jahren stehen mir so lebhaft und farbenfroh vor Augen, dass ich sie einfach nicht loslassen will. Ich tippe Seite um Seite, erinnere mich, in welch anderer Welt meine Schwester und ich als kleine Mädchen gelebt haben. Ich sehe sie so klar vor mir, als wäre es erst gestern gewesen.

Als mich Maria im Juli besuchen kommt, teile ich meine Erinnerungen mit ihr. Sie staunt, ist begeistert von den unglaublichen Details, an die ich mich noch erinnern kann, sogar solche aus frühester Kindheit. Ich merke allerdings auch, dass sie sie traurig machen, auch wenn ich nicht verstehe, warum. Erst später wird mir klar, dass sie wie alle anderen aus meiner Familie von der Aussicht verstört ist, dass ich bald nicht mehr leben und nichts als Erinnerungen an mich zurückbleiben werden.

Den ganzen Juli über wechselt sich meine Familie mit Besuchen ab. Erst kommen meine Schwester und ihr Mann, dann Kasia, mein Sohn und Cheyenne, anschließend wieder Kasia. Sie leisten mir Gesellschaft, und das freut mich. Es ist schmeichelhaft, dass sie mir so viel Aufmerksamkeit schenken, aber sie sind alle so verängstigt und traurig. Ich spüre, dass irgendetwas ganz furchtbar schiefläuft und dass sie deshalb so oft vorbeikommen, begreife aber nicht, worüber sie sich solche Sorgen machen. Seit ich die hoch dosierten Steroide nehme, habe ich keine Kopfschmerzen mehr, und das ist eine große Erleichterung. Ich bin guter Dinge und völlig ungerührt über die letzten Neuigkeiten von den vielen neuen Metastasen in meinem Gehirn.

Tumoren. Noch mehr Tumoren. Na ja, aber was soll ich uns heute zum Mittagessen kochen?

Ich bin beinahe glücklich. Und würde mich noch viel besser fühlen, wäre da nicht das ungute Gefühl, dass meine Familie etwas weiß, das sie mir vorenthält – irgendein tragisches Geheimnis, das nicht wirklich bis zu mir durchdringt.

ACHT

Pfifferlinge

Eine Woche nachdem ich aus dem Georgetown Hospital entlassen worden bin, kehre ich als externe Patientin dorthin zurück, um die meisten der ungefähr fünfzehn neuen Tumoren in meinem Gehirn bestrahlen zu lassen – einschließlich derjenigen, die noch nicht bestrahlt wurden, bevor ich an der klinischen Studie teilnahm. Vorerst bleiben nur die beiden kleinsten Tumoren, die einfach zu winzig sind, unbehandelt.

Das ist das erste Mal, dass ich mich einem Cyber-Knife-Eingriff unterziehen werde. Im Gegensatz zur stereotaktischen Strahlentherapie, die ich im März nach der Gehirnoperation im Brigham bekommen habe, verläuft der CyberKnife-Eingriff vollautomatisch. Wie damals im März bin ich auf eine Liege geschnallt, während eine eigens für mich angefertigte netzartige Kunststoffmaske dafür sorgt, dass ich den Kopf still halte. Beim CyberKnife wird eine raffinierte Software von laufenden Computertomografien oder CTs unterstützt, welche die Lage der Tumoren bestimmen und selbst geringste Kopfbewegungen ausgleichen können. Das CyberKnife schickt eine hohe Strahlendosis in die Tumoren, und zwar aus verschiedensten

Richtungen – mithilfe eines hochenergetischen Röntgengeräts auf einem Roboterarm. Auch wenn es CyberKnife heißt, ist die Methode schmerzfrei, nicht invasiv, und es wird auch nichts geschnitten. Es ist allerdings ein äußerst präzises Vorgehen nötig, damit die Tumoren zerstört werden, während das gesunde Gewebe verschont bleibt. Wegen der dafür erforderlichen genauen Berechnungen und der vorausgehenden Planung ist an einer zielgerichteten Bestrahlungsbehandlung (sei es nun mithilfe von Cyber-Knife oder SRS) ein eindrucksvolles Team beteiligt: Physiker (wie meine Schwester Maria Czerminska, in der Radioonkologie in Boston), Radioonkologen (wie Dr. Collins am Georgetown und Dr. Aizer am Brigham) sowie Dosimetrie-Spezialisten, die die Strahlendosis und die optimalen Strahlungswege berechnen, damit das gesunde Hirngewebe so wenig Schaden wie möglich nimmt.

Als das CyberKnife meine Tumoren beschießt, liege ich so reglos wie möglich da und starre an die Decke des verdunkelten Zimmers. Meine Gedanken eilen zu den Wiesen und Wäldern, ich stelle mir strahlenden Sonnenschein vor und folge eingebildeten Drachen, die an einem blauen Himmel schweben. In meinem Kopf schmiede ich Verse auf Polnisch, male mir aus, wie sich die Wunden in meinem Gehirn mit grünem Gras und blühenden Veilchen füllen, während die Traurigkeit dieser vielen belastenden Tage langsam in den Wäldern verschwindet.

Gehirnbestrahlung

U naszej mamy głowa dziurawa,
W dziurach wyrasta zielona trawa
Przez dziury smutek spływa do lasu,
Na smutki szkoda jest głowie czasu.
W zielonej trawie fiołki, dmuchawce
I porzucone stare latawce.

W dziurawej głowie figle, chichotki.
Lekka jest głowa zielonej trzpiotki.

Gehirnbestrahlung

*Löcher sind wie Winterschlaglöcher über meinen kaputten Kopf
    verteilt,*
rasch füllen sie sich mit Erde und werden zum Blumenbeet.
*Grünes Gras wächst über die Löcher, Blumen beginnen zu
    blühen,*
Narzissen und Veilchen übernehmen die feierliche Dunkelheit.
Trauer sickert wie Wasser durch mein krankes Gehirn.

*Das tröstet meine gequälte Seele und lindert den nagenden
    Schmerz.*
*Es ist kein Grund zur Besorgnis, dass Gras auf meinem Kopf
    wächst.*
Es ist witzig,
es kichert und gluckst,
es lacht und träumt,
es ist nicht tot.

Endlich darf ich nach Hause, müde und steif, aber erleichtert, dass eine weitere Schlacht um mein Leben geschlagen ist. Danach bleibt uns nichts anderes übrig, als zu warten und zu hoffen.

Den nächsten Tag gehe ich locker an. Im Beisein meines Mannes und meiner Kinder – Witek und Cheyenne sind inzwischen auch eingetroffen – bin ich fast froh, so als ginge das Leben ganz normal weiter.

Am Morgen darauf, keine zwei Tage nach dem Cyber-Knife-Eingriff, wache ich früh auf und fühle mich so gesund und stark, als wäre in den letzten Wochen nichts Außergewöhnliches vorgefallen. Es ist ein wunderschöner Sommertag, und ich schlage vor, dass wir eine leichte Wanderung auf unserem Lieblingstrainingsgelände, dem Prince William Forest Park, machen: ein riesiger Wald, in dem man meilenweit wandern und joggen kann und der im Rahmen einer Arbeitsbeschaffungsmaßnahme durch die Works Progress Administration während der Großen Depression angelegt worden ist.

In diesem Monat bereiten sich Witek, Cheyenne und Kasia auf Triathlon-Wettkämpfe vor. Ich musste mein eigenes Triathlon-Training abbrechen, als ich im Januar krank wurde, auch wenn ich während des gesamten Wahnsinns nie aufgehört habe, Sport zu treiben. Fast jeden Tag bin ich gejoggt, geschwommen oder Rad gefahren, egal, wie ich mich gefühlt habe. Auch heute sehne ich mich wie immer nach körperlicher Betätigung. Selbst jetzt, wo mein Tempo eher gering ist, entspannt es mich, durch den Wald zu wandern. In Begleitung meiner Lieben wird das nach all den Ärzten und Krankenhauszimmern eine wunderbare Abwechslung sein. Ich habe eine Riesensehnsucht nach diesem Ausflug. Ich möchte mich so normal wie möglich fühlen.

Die Asphaltstraße durch den Prince William Forest Park ist ein etwa zwölf Kilometer langer Rundweg über hügeliges Gelände. Immer wenn ich für einen Triathlon trainiere, fahre ich mit dem Rad vier oder fünf Runden und lege dann noch eine weitere Runde zu Fuß zurück. Da ich erst vor Kurzem wegen schwerer Schwellungen im Gehirn aus dem Krankenhaus entlassen wurde und meine anschließende Bestrahlung gerade mal zwei Tage zurückliegt, beschließe ich, es langsam angehen zu lassen: Ich werde den Rundweg nur einmal zu Fuß bewältigen.

»Bist du sicher?«, fragt Mirek besorgt.

In unserer gesamten Ehe haben wir uns immer umeinander gekümmert. Aber seit ich krank bin, ist Mirek regelrecht besessen davon, dass mir nichts passieren darf.

»Es geht mir gut, wirklich«, versichere ich ihm.

Mirek lädt sein und Kasias Fahrrad in unseren Toyota, und wir brechen auf. Witek und Cheyenne fahren mit ihrem Wagen hinterher. Es ist schon sehr heiß, als wir auf dem kleinen Parkplatz halten, den wir immer benutzen. Wir wollen uns nach unserem jeweiligen Training wieder am Auto treffen und uns mit einem Mittagspicknick im Park belohnen. Alle bieten an, nach mir zu schauen, wenn sie nacheinander an mir vorbeikommen werden.

Witek, Cheyenne und Kasia sausen auf ihren Rädern davon, Mirek küsst mich auf die Wange, umarmt mich und fährt ebenfalls mit seinem Rad davon.

Ich nehme die Asphaltstraße und marschiere los, mit schwingenden Armen und großen, energischen Schritten. Die Waldluft, die zwitschernden Vögel, die wogenden Zweige der großen Bäume geben mir ein Gefühl von Freiheit und machen mich glücklich. Ich sauge die würzige Luft tief in meine Lunge.

Nach etwa einer Stunde quere ich eine große Wiese, die ganz gelb ist von Pfifferlingen. Pfifferlinge – fleischig goldene Pilze mit exotisch gerippten Unterseiten und einem starken, pfeffrigen Duft und Geschmack sind die Lieblingspilze meiner Familie. Sie wecken Erinnerungen an Polen, wo es sie in Hülle und Fülle gab und wir sie in der Umgebung unseres Sommerhauses vor Warschau immer gesammelt haben. Wir lieben es, sie zu verschiedenen Soßen zu verarbeiten oder sie in Olivenöl anzubraten und mit Rührei zu servieren.

Ich bin entzückt, diese große Menge an Pfifferlingen zu sehen, und will so viele sammeln, wie es nur geht. Aber ich habe keine Tasche dabei, also walke ich weiter. Zum Glück kommt bald Mirek mit seinem Rad vorbei.

»Da ist eine Wiese voller Pfifferlinge, kurz hinter uns«, sage ich. »Kannst du das Auto holen, eine Tasche nehmen und welche sammeln? Dann können wir sie morgen mit Rührei zum Frühstück essen.«

Mirek saust davon, und ich setze meinen Marsch fort. Nach weiteren neunzig Minuten flotten Marschierens beende ich die Zwölfkilometerrunde und erreiche den Parkplatz.

Obwohl ich mich zu Beginn vor zweieinhalb Stunden noch ganz energiegeladen gefühlt habe, bin ich jetzt völlig erschöpft, körperlich und seelisch dermaßen am Ende, dass ich mir vorkomme, als hätte ich einen Marathon hinter mir. Ich verspüre den fast schon animalischen Drang, mich auszuruhen und sofort etwas zu essen.

Doch zu meiner großen Überraschung ist Mirek noch nicht zurück.

Ich werde ihn anrufen.

Aber ich weiß seine Nummer nicht mehr. Und aus irgendeinem seltsamen Grund weiß ich auch nicht mehr, wie ich seine Nummer in meinem Handyadressbuch aufrufen kann. Ich tippe auf dem Handy herum und vergesse ganz, was ich eigentlich will.

Was wollte ich noch gleich? Ach so, ja, ich versuche Mirek anzurufen. Aber wo ist seine Nummer? Wie soll ich ihn anrufen?

Ich versuche es herauszufinden. Immer wieder muss ich mich daran erinnern, was ich eigentlich vorhabe. Endlich entdecke ich seine Nummer in meinem Adressbuch und rufe ihn an.

»Es gibt so viele Pfifferlinge!«, sagt er ganz aufgeregt. »Ich hab eine Riesentasche voll gesammelt.«

»Wir müssen jetzt etwas zu Mittag essen«, sage ich wütend.

»Gut!«, erwidert er. »Ich warte hier auf dich.«

»Nein, nein! *Du* kommst *zu mir*!«

»Ich kann sie nicht mit dem Rad transportieren, dann werden sie zerquetscht«, erwidert er. »Ich warte am Straßenrand auf dich.«

Erst nachdem ich aufgelegt habe, merke ich, dass ich keine Ahnung habe, wie ich ihn finden soll.

Ich kenne diesen Park wie meine Westentasche. Ich bin hier unzählige Male Rad gefahren, gejoggt und gewalkt. Erst vor einer Stunde habe ich Mirek gesagt, wo er die Pfifferlinge finden kann. Doch jetzt bin ich wie gelähmt. Ich habe keinerlei Vorstellung mehr von diesem Ort. Den Wagen zu nehmen kommt mir wie eine unüberwindbare

Herausforderung vor, wie eine Aufgabe, die meine Fähigkeiten bei Weitem übersteigt.

Ich stehe da, das Handy noch in der Hand, und schäume vor Wut. *Wie, um alles in der Welt, soll ich ihn denn finden?*

Ich beschließe, ihn zurückzurufen. Doch wieder weiß ich nicht, wie ich an seine Nummer kommen kann.

Ich scheine keinen klaren Gedanken mehr fassen zu können. Wie kann ich ihn anrufen? Ich konzentriere mich fest darauf und versuche es noch einmal. Und noch einmal. Nach enormen Anstrengungen finde ich seine Nummer, aber jetzt bin ich extrem frustriert und nur noch wütender.

»Komm her, Mirek!«, schnauze ich ihn an. »Ich weiß nicht, wo du bist.«

»Fahr einfach ein Stück die Straße runter«, erwidert er. »Du kannst mich gar nicht verfehlen.«

»In welche Richtung?«, sage ich verzweifelt.

»Es ist eine Einbahnstraße, Liebling.«

Das verwirrt mich nur noch mehr. Was heißt das, Einbahn? Das ergibt doch alles gar keinen Sinn. Obwohl ich diese Straße schon x-mal genommen habe, kommt es mir so vor, als wäre der Weg zu Mirek ein hoch kompliziertes Puzzle, das ich einfach nicht lösen kann.

»Ich weiß nicht, wo du bist!«, wiederhole ich mit lauter Stimme.

»Es ist ein Rundweg. Fahr einfach die Straße runter«, sagt er und legt auf.

Ich rühre mich nicht von der Stelle und koche vor Wut. Wieder suche ich nach seiner Nummer, um ihn zurückzurufen, und diesmal dauert es noch länger, bis ich sie gefunden habe.

»Wo bist du?«, sage ich und stehe kurz davor, in Tränen auszubrechen.

»Ich hab's dir doch gesagt! Steig einfach in den Wagen, und hol mich ab.«

»Nein, nein, du musst zu mir kommen. Ich bin müde!«

»Es geht viel schneller, wenn du herfährst«, sagt er, und ich höre, dass er ebenfalls wütend wird.

Inzwischen hat Cheyenne ihren Lauf beendet und erreicht den Parkplatz. Mit fragendem Gesicht hört sie zu, wie ich mich mit Mirek streite. Als ich ihr sage, warum ich mich so aufrege – »Ich weiß nicht, wo er ist!«, jammere ich –, bietet sie an, ihn mit ihrem Wagen abzuholen.

»Nein!«, herrsche ich sie an. »Soll er doch bei diesen blöden Pfifferlingen bleiben.«

»Warum gehen wir nicht ein bisschen spazieren?«, schlägt sie freundlich vor. »Nur so lange, bis Witek kommt.«

Aber ich will nicht mit ihr spazieren gehen. Ich tobe. Ich beschließe, mich selbst auf die Suche nach Mirek zu machen. Ich steige in den Wagen und lasse den Motor an. Aber muss ich links oder rechts abbiegen? Was hat Mirek mit Rundweg gemeint? Ich kann mir das einfach nicht vorstellen.

Schließlich entscheide ich mich für eine beliebige Richtung und fahre die Straße hinunter. Ich bin verwirrt und zunehmend gereizt. Die Bäume, die Felder – alles kommt mir vage bekannt vor, doch gleichzeitig kann ich es nicht wirklich wiedererkennen. Und sosehr ich mich auch anstrenge, das Bild eines Rundwegs vor meinem inneren Auge heraufzubeschwören – es will mir einfach nicht gelingen.

Ich fahre ganz langsam, werde immer wütender und verzweifelter. Ich versteife mich auf Mireks unmögliches Benehmen.

Ich bin müde, muss dringend etwas essen – und ich soll ihn suchen gehen? Genauso gut könnte er sich in einem riesigen Wald in einem unbekannten Land verirrt haben. Und das ist allein Mireks Schuld, allein seine Schuld – er hat mir die falsche Richtung genannt!

Ein Stück vor mir sehe ich Kasia und Witek die Straße entlangrennen. Nachdem sie ihr Radtraining absolviert haben, kommen sie mir entgegen. Im Gegensatz zu sonst freue ich mich nicht über den Anblick meiner Kinder. Ich halte an, und Kasia steigt ein. Witek rennt weiter, um Cheyenne am Parkplatz zu treffen.

Als Kasia meine Zornesfalten sieht, fragt sie: »Warum bist du so sauer, Mom?«

»Mirek braucht so lange! Ich will nach Hause! *Pieprzone kurki!* Diese verdammten Pilze!«

»Mirek sammelt Pfifferlinge«, sagt sie beruhigend. »Wir sind gleich da.« Sie gibt mir einfache Fahranweisungen – »Fahr einfach immer geradeaus, Mom« –, aber auch auf sie bin ich wütend.

»Woher bist du dir so sicher, dass ich geradeaus fahren muss?«, sage ich. »Das nervt! Warum soll ich an diesem blöden Rundweg, am Park und an allem anderen schuld sein?«

Ihre Augen füllen sich mit Tränen. »Wir sind alle für dich da«, sagt sie. »Warum bist du so wütend?«

»Weil er spät dran ist!« Jetzt schreie ich beinahe.

Doch dann steht Mirek vor uns am Straßenrand. Er lächelt und winkt, sein Rad ist an einen Baum gelehnt, und er hat eine Riesentüte mit Pilzen in der Hand. Er legt das Rad in den Kofferraum und steigt mit seiner Ernte ein. Zunächst bemerkt er meine schlechte Stimmung gar nicht.

»Schau nur, wie viele das sind!«, schwärmt er.

Ich weigere mich hinzusehen. Am liebsten würde ich die Pfifferlinge aus dem Fenster werfen.

»Ich muss dringend was essen!«, schreie ich. Mirek sieht mich schockiert an.

Kasia bietet an, mich abzulösen, und ich wechsle auf den Beifahrersitz, bin einfach zu müde, um mit ihr zu streiten. Versteinert sitze ich da und schweige, während wir zu unserem Picknickplatz fahren, wo Witek und Cheyenne zu uns stoßen. Als sie eine Decke ausbreiten, Sandwiches, Obst und Energieriegel auspacken, brodelt es in mir vor Wut. Wir essen schnell, unterhalten uns kaum, meine unerklärliche schlechte Laune macht alle nervös. Das Essen hilft ein wenig, aber ich bin immer noch unglaublich erschöpft und wütend auf die ganze Welt.

Als wir wieder zu Hause sind, wäscht Witek die Pfifferlinge, und ich gehe nach oben, um mich hinzulegen.

Eine Stunde später wache ich auf und gehe in die Küche, um das Abendessen vorzubereiten. Mit jedem Tag fällt mir das Kochen schwerer, doch als ich jetzt hier stehe, weiß ich gar nicht mehr, was ich machen soll. Nicht einmal die einfachsten Arbeitsschritte fallen mir ein.

»Wo sind die Töpfe? Wo sind die Löffel?«, knurre ich. »Warum finde ich bloß nichts mehr?«

Alles ist weg! Meine Familie hat hinter meinem Rücken die Küche umgeräumt! Ich knalle mit den Schubladen und reiße eine Schranktür nach der anderen auf. *Nichts ist mehr an Ort und Stelle, alles ist anders. Aber warum sollten sie so etwas tun?*

Schließlich finde ich, was ich brauche. Doch als ich mich an die Arbeit mache, kommt mir das einfache Rezept, das ich schon unzählige Male zubereitet habe, vor wie eine schwierige mathematische Gleichung.

Ich versuche, mich an die Zutaten zu erinnern und sie in der Vorratskammer zu finden. Aber das ist so mühsam! Ich werde immer nervöser, fluche und knalle mit den Schranktüren. Mirek steckt den Kopf zur Tür herein und bietet mir seine Hilfe an.

»Nein!«, brülle ich. »Ich koche! Ich koche immer. Und ich werde auch jetzt nicht damit aufhören, nur weil ihr alles verräumt habt!«

Ich schaffe es, ein seltsames Kuddelmuddel zuzubereiten, das sie höflich aufessen, während wir angespannt und schweigend um den Tisch sitzen. Den restlichen Abend mache ich kaum noch den Mund auf – und wenn, dann nur, um einen von ihnen zu kritisieren.

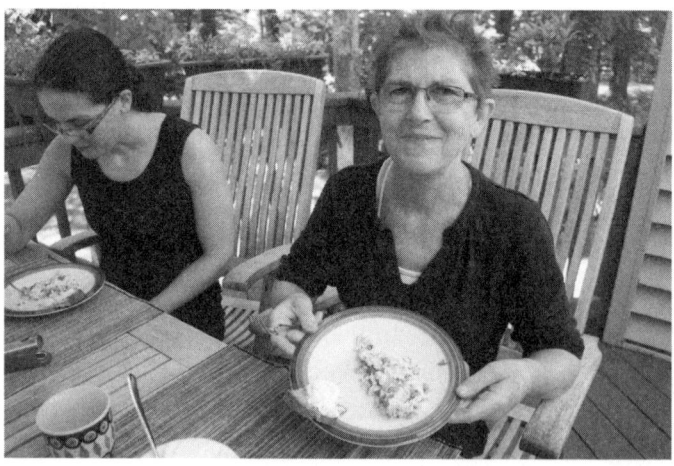

Am Tag nach unserem verhängnisvollen Ausflug genießen Kasia und ich unser Frühstück aus Rührei mit Pfifferlingen.

Obwohl ich eindeutig mit den einfachsten Aufgaben überfordert bin, habe ich nach wie vor sehr viel Energie, vor allem was die Sportarten anbelangt, die ich so liebe. Ich verspüre den heftigen Drang, mein tägliches Training und meinen gewohnten Alltag fortzusetzen. Würde ich von meiner Routine abweichen, hieße das, dass es mir wirklich nicht gut geht. Quäle ich mich dagegen durch ein anstrengendes Work-out, beweist das, dass ich jedes Hindernis überwinden, jeden Feind in die Flucht schlagen kann – sogar Hirntumoren.

Aber meine Kraft und Ausdauer sind künstlicher Natur und speisen sich größtenteils aus den vielen Steroiden, die ich einnehmen muss, sowie aus meinem angeborenen Überlebensinstinkt.

Obwohl ich mich besser fühle, funktioniert mein frontaler Cortex nicht so, wie er sollte. Noch vor wenigen Tagen war er zusammengequetscht und gegen mein Schädelinneres gedrückt – wegen der Entzündung und damit verbundenen Schwellung in meinem Gehirn. Hätte ich in der Notaufnahme nicht hoch dosierte Steroide bekommen, hätte mein Hirn dauerhaften Schaden nehmen können. Dann hätte ich wichtige kognitive Funktionen wie mein Urteilsvermögen, soziale Fähigkeiten wie Mitgefühl und meine gesamte Persönlichkeit vielleicht für immer verloren. Hätte man die Entzündung und damit einhergehende Schwellung nicht rechtzeitig erkannt – ja, wäre mein Hirnstamm gequetscht worden und hätte einen Herzstillstand verursacht, wäre ich vielleicht längst tot.

Da die Funktion meines Stirnlappens nach wie vor eingeschränkt ist, kann mein Gehirn nicht angemessen reagieren, wenn es mit komplizierten oder anspruchsvollen

Aufgaben konfrontiert wird. An dem Morgen vor unserem Ausflug in den Park, als ich noch zu Hause, in einer ruhigen, vertrauten Umgebung war, habe ich mich normal verhalten. Deshalb konnten wir uns alle vormachen, dass es mir tatsächlich gut geht, vor allem, als ich darauf beharrte, keinerlei Problem damit zu haben, durch die Wälder zu marschieren.

Doch nach zwölf Kilometern wurde ich außergewöhnlich müde und hungrig, und nach diesen zweieinhalb Stunden war mein Gehirn zu so gut wie nichts mehr in der Lage. So ausgelaugt und erschöpft wie es war, hatte es längst in den Überlebensmodus geschaltet. Und als es dann etwas tun sollte, das auch nur geringfügig komplizierter war – wie Mireks Telefonnummer finden, ihn anrufen, seine Bitte, ihn abzuholen, verarbeiten, mir den Straßenverlauf in Erinnerung rufen, zu verstehen, dass es sich um einen Rundweg handelt, oder mich daran erinnern, in welche Richtung eine Einbahnstraße verläuft –, hat mein traumatisiertes Gehirn versagt. Diese Informationsflut hat die Nervenverbindungen innerhalb des Stirnlappens, aber auch zwischen anderen Hirnarealen verstopft, als gäbe es so etwas wie einen Verkehrsstau in meinem Kopf. Bis mein Denken schließlich vollständig zum Erliegen kam. Als mein Gehirn Gefahr witterte – da ist zu viel los, zu viele Anforderungen! –, hat es alles auf das Überlebensnotwendige reduziert. *Ruh dich aus! Ruh dich aus! Ruh dich aus!*, hat es mir gesagt. *Ruh dich aus und iss etwas! Vergiss alles andere! Dein Leben ist in Gefahr!*

Versuchen Sie mal, ein hungriges Kleinkind oder sogar einen hungrigen Achtjährigen zu bitten, ein Rätsel zu lösen, nachdem Sie ihm versprochen haben, dass das Abendessen gleich fertig ist. Das Kind wird einen Tobsuchtsanfall bekommen, um sich treten, brüllen und Sie beschimpfen. Da seine Stirnlappen erst ausgewachsen sein werden, wenn es Mitte, Ende zwanzig ist, wird es noch größtenteils von Instinkten und Basisemotionen gesteuert, die aufs reine Überleben ausgerichtet sind. Es hat keinerlei Impulskontrolle, ist nicht vernünftig, besitzt nur eine kurze Aufmerksamkeitsspanne und versteht das Prinzip Belohnungsaufschub einfach noch nicht. Sein Gehirn sagt ihm nur noch, dass es sofort etwas essen muss.

Das gleiche Experiment könnte man auch mit einem Marathonläufer machen, der gerade die Ziellinie überquert hat. Er würde Ihnen eher eine Ohrfeige verpassen, als auch nur zu versuchen, eine schlichte Rechenaufgabe zu lösen. Bei fast aufgebrauchten Energiereserven hortet das Gehirn alles, was noch da ist, für die Region, die überlebensnotwendig ist: für das primitive limbische System, das die autonomen Körperfunktionen wie Herz- und Lungenfunktion sowie Basisemotionen wie Angst reguliert. Sein Gehirn hat den Luxus eines komplexen Stirnlappens abgeschaltet, der das Lösen von Problemen und andere höhere kognitive Funktionen ermöglicht, die uns erst wirklich zu Menschen machen. Dazu gehört auch die Fähigkeit, verschiedene Optionen zu bewerten und Entscheidungen zu treffen. Für den erschöpften Marathonläufer sind die komplexeren Fähigkeiten einfach nicht mehr so wichtig wie die grundlegenden Hirnfunktionen, die ihn am Leben erhalten. Deshalb halten sie eine Art Winterschlaf, bis ihnen wieder ausreichend Energie zur Verfügung steht.

Ich habe das selbst erlebt, als ich noch Marathon gelaufen

bin. Auf den letzten Kilometern konnte ich meine Zeiten nie mehr korrekt ausrechnen, weil mein Gehirn mit der dafür notwendigen Rechenleistung völlig überfordert war. Während das Ende des Laufs näher rückte und ich mich ausschließlich auf das Überqueren der Ziellinie konzentrierte, war ich geistig nur noch ein Zombie. Sobald jemand meinen Tunnelblick störte, reagierte ich wütend. Und wenn mich mein Mann ermutigen wollte, indem er sagte, ich hätte es gleich geschafft, blaffte ich ihn bloß an: »Quatsch! Das Ziel ist noch viel zu weit weg!«

Oder nehmen wir meine alte Mutter: Obwohl sie hochintelligent und klar bei Verstand ist, kann sie sich heutzutage nur noch auf eine einzige konkrete Aufgabe konzentrieren, da ihr frontaler Cortex – der mit zunehmendem Alter abbaut – sonst überbeansprucht wird. Passiert zu viel um sie herum, verliert sie die Orientierung, gerät in Panik und wird wütend.

Auch Schizophreniepatienten zeigen Leistungseinbußen, wenn sie kognitiv überfordert werden. Hirnscans belegen, dass der präfrontale Cortex von Menschen mit Schizophrenie bei Aufgaben, die sie überfordern – wie zum Beispiel das Lösen von komplexen Problemen –, nicht mehr so aktiviert wird wie der von neurotypischen Personen. Verlangt man ihnen zu viel ab oder sind die Umweltreize zu stark, versagen ihre ohnehin schon beeinträchtigten Gehirne nur noch mehr. Sie reagieren wütend und unangemessen – genau wie ich bei unserem missglückten Ausflug in den Park.

Noch kurz davor ging es mir im Großen und Ganzen gut. Aber als von meinem Gehirn an diesem Tag zu viel gefordert wurde, ist der am höchsten entwickelte, ja mensch-

206

lichste Teil einfach heruntergefahren worden. Mein Nerven-
zusammenbruch bewies einfach nur, dass ich noch längst
nicht über den Berg war. Und dass ich weitere, aggressivere
Behandlungen benötigen würde, um zu überleben.

NEUN

Was ist passiert, Miss Simone?

Eines Nachmittags Anfang Juli gehe ich mit Witek eine ruhige, verlassene Straße entlang. Dabei klammere ich mich an ihn, als hätte ich Angst, ihn zu verlieren. Wir sind auf dem Weg zu einer nahe gelegenen Apotheke, um mein Rezept für orale Steroide einzulösen. Ich habe in letzter Zeit derart ausgeprägte Orientierungsprobleme, dass mein Sohn und ich Hand in Hand gehen.

Ich mustere sein markantes Profil, seinen muskulösen Körper. Witek hat alles, was ich mir nur wünschen kann – er ist beruflich erfolgreich, ein toller Sportler und ein liebenswürdiger Mann. Erst vor wenigen Wochen hat er seinen ersten Ironman absolviert, und zwar als ich gerade in der Notaufnahme war. Jetzt trainiert er schon für den nächsten, mit dem Ziel, sich für den Kona Ironman auf Hawaii zu qualifizieren, *den* Ironman-Wettkampf überhaupt. Er hat die Liebe seines Lebens gefunden, Cheyenne, die seine Begeisterung für Ausdauersport teilt. Ich bin stolz auf ihn und froh, ihn an meiner Seite zu wissen.

Doch heute spüre ich deutlich, dass unsere Rollen vertauscht wurden: Ich bin nicht mehr seine starke mütterliche Beschützerin. Stattdessen führt er mich, als wäre ich seine kleine Tochter. Seine Anwesenheit gibt mir Sicherheit. Dennoch fühle ich mich unbehaglich – zerbrechlich und abhängig.

Wir reden über ganz alltägliche Dinge: über seine Arbeit, über Freunde, über das Wetter. Die Luft ist feucht, der Bürgersteig nass. Wie so oft im Juli hat es heftige Unwetter gegeben. Aber ich kann mich nicht daran erinnern. Ich erkenne es nur an den überall bei uns im Viertel herumliegenden Zweigen. Außerdem sind die Dächer mehrerer Häuser durch große herabfallende Äste beschädigt worden.

Wir kommen an einem Auto vorbei, das unter einem halben Baum begraben ist. Der Wagen ist völlig verbeult, die Scheiben sind zersplittert, überall auf dem Bürgersteig liegen Scherben herum.

»Schau dir nur dieses Auto an!«, sage ich zu Witek. »Wie schrecklich! Wow, der halbe Baum ist draufgefallen!«

»Ja, wirklich Pech«, pflichtet er mir bei. Wir gehen weiter.

In der Apotheke klammere ich mich an Witek, habe Angst, ihn aus den Augen zu lassen. Doch als wir darauf warten, dass mein Rezept eingelöst wird, entfernt er sich von mir, um sich verschiedene Artikel im Regal anzusehen.

Ich bin plötzlich verunsichert. Es sind viel zu viele Leute hier, es passiert einfach zu viel auf einmal. Ich irre durch den Laden, habe Schwierigkeiten, mich in dem großen Geschäft zurechtzufinden. Ich renne gegen Regale, stoße mit anderen Kunden zusammen. Ganz so, als hätte ich das Gleichgewicht verloren oder könnte die Entfernungen von mir zu Gegenständen und anderen Personen nicht mehr richtig einschätzen. Ich spüre die Grenzen meines Körpers nicht mehr, kann nicht mehr wahrnehmen, wo er anfängt und wieder aufhört. Ich komme mir vor, als wäre ich mit meinem Umfeld verschmolzen.

Ich werde panisch. *Wo ist mein Sohn?*

Witek findet mich schließlich, er hat meine Medikamente bereits, und wir treten den Heimweg an, ganz langsam, während ich mich wieder an seinen Arm klammere. Wir kommen an einem Wagen vorbei, der unter einem halben Baum begraben ist. Der Wagen ist verbeult, die Scheiben sind kaputt, überall auf dem Bürgersteig liegen Scherben herum. Heute Nacht muss es ein Unwetter gegeben haben.

»Schau nur, das Auto, Witek!«, sage ich. »Wie schrecklich – ein Baum ist draufgefallen.«

Witek sieht mich so merkwürdig an. Er wirkt überrascht, irgendwie beunruhigt. Das gefällt mir gar nicht.

Irgendwas stimmt nicht. Was habe ich denn getan?

Während ich ihn musterte, verstärke ich meinen Klammergriff. Ich habe Angst, ihn loszulassen.

Wie jemand in einem frühen Stadium von Alzheimer oder mit einer anderen psychischen Störung oder einer Hirnverletzung, verliere ich mein Kurzzeitgedächtnis. Während ich mich noch bestens an meine Kindheit und zahlreiche längst vergangene Vorfälle erinnern kann – und daher auch in der Lage bin, so gut darüber zu schreiben –, weiß ich nicht mehr, was vor wenigen Minuten passiert ist. Kurzzeiterinnerungen werden im Gehirn anders verarbeitet als Langzeiterinnerungen, deshalb können sich Menschen mit Demenz häufig noch an Kindheitserlebnisse erinnern, haben aber Schwierigkeiten zu sagen, was sie am Morgen zum Frühstück hatten. Langzeiterinnerungen werden in unserem Gedächtnis in Verbindung mit starken Gefühlen gespeichert, weil sie irgendwann einmal überlebenswichtig sein könnten. Kurzzeiterinnerungen hingegen scheinen vergänglichere Informationen zu sein, die noch darauf warten, kategorisiert und bewertet zu werden. Stellen sie sich als wichtig heraus, werden sie gespeichert. Sind sie unwichtig, werden sie nicht dementsprechend markiert und bewahrt, sondern verschwinden wieder.

Aber ich merke nicht, dass mein Gedächtnis nachlässt. Ich merke nicht, dass mir überhaupt Dinge entgleiten.

»Mom, wir haben das Auto schon auf dem Hinweg gesehen«, sagt Witek vorsichtig. »Kannst du dich nicht mehr daran erinnern?«

Ich bin mir nicht sicher. Ich bin mir über gar nichts mehr sicher.

Am späten Vormittag des nächsten Tages fahren Mirek und ich zu einem nahe gelegenen Wanderweg, der sich durch den Wald hinter den Häusern unseres Viertels schlängelt. Wir spazieren langsam zwischen den Bäumen umher und halten Händchen. Wir reden darüber, was wir zu Abend essen wollen, was wir dafür einkaufen müssen, wir führen ein ganz normales, alltägliches Gespräch. Aber vor allem genießen wir die Stille.

Mirek beschließt irgendwann, dass es Zeit wird umzukehren. In weniger als einer halben Stunde erreichen wir unseren Wagen, der am Rand einer ruhigen Straße steht. Als Mirek einsteigt, sage ich ihm, dass ich noch ein Stückchen gehen will. Ich brauche einfach Bewegung. Ich kann mich schlecht ruhig halten – im Büro gehöre ich seit jeher zu denjenigen, die ständig aufspringen, irgendwelche Dehnübungen machen und immer wieder durch die Labore eilen, um nach dem Rechten zu sehen – ständig suche ich nach Gelegenheiten, Zeit im Freien zu verbringen.

»Ich werde nach Hause laufen«, sage ich. »Ich muss einfach noch ein bisschen energisch ausschreiten, einverstanden?«

Er zögert einen Moment, sagt dann, dass er sich nicht sicher ist, ob ich nach Hause finde.

»Ich bitte dich, wir sind keine zwei Kilometer von zu Hause entfernt! Natürlich finde ich nach Hause«, sage ich. »Ich kenne diese Straßen genauso gut wie du.«

Ich drehe mich um und marschiere los. Kurz darauf überholt er mich mit dem Wagen. Ich winke, und er winkt lächelnd zurück.

Es ist ein heißer, schwüler Julinachmittag. Um mich herum herrscht Stille, und das genieße ich sehr. Ein paar Vögel zwitschern fröhlich, in der Ferne rauschen Autos vorbei. Ich schreite gut gelaunt aus, meine Beine bewegen sich rasch, und meine Arme schwingen mit, damit mein Oberkörper gut durchblutet wird.

Anfangs lege ich ein ganz schönes Tempo vor – aber nicht sehr lange. Schon bald bin ich müde und werde langsamer. Mein Körper ist nur noch ein Schatten seiner selbst und längst nicht mehr so wie vor der Behandlung: Die Krankheit fordert ihren Tribut. Ich habe viel an Muskelmasse verloren – nicht zuletzt wegen der hoch dosierten Steroide. Ich werfe einen Blick auf meine Oberschenkel, die einst muskulös und kräftig waren, zig Kilometer zu Fuß oder mit dem Rad durch felsiges Gelände, Wüstensand, Schnee, ja durch jedwedes Terrain zurücklegen konnten, und das bei jedem Wetter. Jetzt sehe ich nur dürre Stöckchen, die mich kaum tragen können.

Trotzdem marschiere ich weiter, um mir zu beweisen, dass ich diese Krankheit besiegen, wieder in Form kommen, meine frühere sportliche Figur zurückgewinnen werde.

Ich überquere eine Kreuzung nach der anderen und achte dabei pflichtbewusst auf die Ampelsignale. Ich bin vorsichtig, möchte mich auf keinen Fall verlaufen. Aber nach einigen Hundert Metern erkenne ich die Straßen nicht mehr. Ich kenne ihre Namen, das schon – besser gesagt, sie klingen irgendwie vertraut –, aber sosehr ich mir auch das Hirn zermartere: Ich weiß nicht mehr, wohin sie führen oder wie sie genau verlaufen.

Na gut, ich bin noch nicht mal zwei Kilometer von zu Hause entfernt. Es kann also nicht besonders schwierig sein, dorthin zu finden, spreche ich mir Mut zu. Ich laufe weiter.

Ich kann mich unmöglich verlaufen – nicht wenn mein Zuhause so nah ist. Ich brauche einfach nur etwas mehr Zeit, bis ich die richtige Straße sehe und die Häuser wiedererkenne. Dann werde ich auch ganz leicht zu meinem zurückfinden.

Ich gerate nicht in Panik. Ich mach mir nicht einmal Sorgen. Ich laufe und laufe. All diese ruhig gelegenen Häuser sehen gleich aus, all diese verlassenen Straßen scheinen identisch zu sein. Ich kann keine Menschenseele entdecken, die Hitze sorgt dafür, dass meine Nachbarn lieber drinnen bleiben. Niemand mäht den Rasen oder schneidet Hecken. Niemand ist da, den ich nach dem Weg fragen könnte.

Ich laufe weiter. Doch bald bin ich wirklich müde. Außerdem muss ich aufs Klo. Ich muss dringend Pipi.

Ich weiß, dass es hier keine öffentlichen Toiletten gibt und auch keinen Wald, nur ein Haus nach dem anderen. Ich halte nach Büschen Ausschau, hinter die ich mich hocken könnte. Doch ich kann nichts Geeignetes entdecken: Fein manikürte Rasenflächen und hübsch beschnittene Bäumchen, wohin das Auge schaut.

Ich kann nicht länger warten.

Ich kann gar nicht mehr warten.

Ich pinkle. Ich mach mir in die Hose. Ich bleibe dafür nicht einmal stehen, verlangsame auch nicht mein Tempo. Ich pinkle im Gehen. Ich würde es zwar gern vermeiden, aber es passiert einfach, so als hätte ich es nicht unter Kontrolle. Ich habe keine Angst, dass mich jemand so sehen könnte. Ich schlendere an den Häusern meiner Nachbarn vorbei und mache mir in die Hosen wie ein kleines Kind. Es ist mir völlig egal.

Etwa eine Stunde später halte ich an einer Kreuzung ein Auto an und frage den Fahrer nach dem Weg. Aber ich habe Schwierigkeiten, ihm zu sagen, wo ich hinwill. Ich nenne ihm meine Adresse, aber er kennt die Straße nicht. Bei dem Versuch herauszufinden, wo ich wohne, stellt er mir weitere Fragen: Ob ich zum Beispiel in der Nähe von diesem oder jenem Erkennungszeichen wohne. Doch ich bin nicht in der Lage, ihm irgendeinen nützlichen Hinweis zu geben. Er bietet mir an, mich durch die Gegend zu fahren, aber ich weigere mich, zu ihm ins Auto zu steigen. Nicht weil ich Angst hätte, bei einem Fremden mitzufahren, sondern weil ich unbedingt laufen will. Das war mein Plan, und nichts wird mich daran hindern. Er schlägt mir vor, bis zur nächsten größeren Straße vor mir herzufahren, in der Hoffnung, dass ich mich dann dort wieder auskenne.

Mit unsicheren Schritten folge ich dem Wagen des Mannes. Aber um meine nasse Hose mache ich mir keinerlei Gedanken. Er fährt ganz langsam, und ich laufe an den eintönigen roten Ziegelfassaden der nördlichen Vororte Virginias vorbei. Als wir die Straße schließlich erreichen, fallen die Puzzleteilchen plötzlich wieder alle an ihren Platz: Ich erkenne meine Nachbarschaft, dieses kleine Haus mit der gelben Vertäfelung an der Ecke, die geziegelte Villa gegenüber. Ich weiß jetzt, dass ich auf der belebten Straße nach links gehen und in hundert Metern noch mal links abbiegen muss. Ich sehe mein Haus.

Mirek begrüßt mich erleichtert. Er kann nicht verstehen, warum ich so lange gebraucht habe.

»Ich habe mich ein bisschen verlaufen«, sage ich. »Diese Straßen sind dermaßen gewunden, dass man ihnen nur schwer folgen kann.«

»Okay«, meint er nur und küsst mich. Er ist wirklich froh, dass ich wieder zu Hause bin.

»Außerdem musste ich so dringend aufs Klo, dass ich mir in die Hose gemacht habe«, sage ich.

Er schaut an meiner nassen Hose und an meinen feuchten Beinen hinunter. »Oje!«, sagt er liebevoll. »Am besten, du gehst erst mal unter die Dusche.«

Zum ersten Mal, seit ich erwachsen bin, habe ich mich eingenässt. In den nächsten ein, zwei Monaten werde ich immer wieder Probleme haben, den Harndrang zu unterdrücken, der sich meldet, sobald der Druck auf meine Blase stärker wird. Wenn ich auf dem Weg zur Arbeit im Stau gestanden habe und anschließend auf dem Campus parke, muss ich sofort zum nächsten Gebäude rennen und dort nach der Toilette suchen.

Ist es möglich, dass die Unfähigkeit, den Harndrang zurückzuhalten, etwas mit Gehirnfunktionen zu tun hat? Wie sich herausstellt, kann das mit einer Störung der medialen

Oberfläche des Stirnlappens in Zusammenhang stehen. Das ist der Bereich der Großhirnrinde, der für das Urinieren zuständig ist. Viele Schlaganfallpatienten mit Verletzungen am Stirnlappen werden inkontinent, und Patienten mit Tumoren im Stirnlappen merken oft erst, dass ihre Blase voll ist, wenn sie den Harndrang schon nicht mehr kontrollieren können. Inkontinenz[31] ist auch ein häufiges Problem bei Demenzpatienten, ja eine Störung, die eher ältere Menschen betrifft. Das kann mehrere Gründe haben, von denen viele allerdings absolut nichts mit einer Gehirnerkrankung zu tun haben: eine Harnwegsinfektion zum Beispiel, eine Blasenentzündung oder aber Prostataprobleme. Doch wenn jemand in meinem Alter auf einmal inkontinent wird, kann das ein Hinweis darauf sein, dass etwas im Gehirn nicht stimmt.

Die Unfähigkeit, den Harndrang zu kontrollieren, kann eines von vielen Symptomen für eine psychische Störung sein – von Demenz einmal abgesehen. Ein früherer NIMH-Kollege von mir, Dr. Thomas Hyde, ein Neurologe und Schizophrenieforscher, hat die These aufgestellt, dass Kinder, die Schizophrenie entwickeln, länger brauchen, um ihre Blase kontrollieren zu lernen, als solche, die diese Störung später nicht entwickeln werden. Und tatsächlich haben Studien ergeben, dass erwachsene Patienten mit Schizophrenie in der Kindheit öfter eingenässt haben als ihre gesunden Geschwister[32]. Die gestörte Blasenkontrolle, die viele Schizophreniekranke als Kinder erlebt haben, könnte unter Umständen etwas mit der verzögerten Reifung des präfrontalen Cortex zu tun haben, so seine Vermutung.

Noch so eine Ironie des Schicksals: Obwohl ich nicht an

Schizophrenie leide, durchlaufe ich so manchen Prozess dieser Krankheit, die ich so viele Jahre erforscht habe, um Heilungsmethoden zu entwickeln.

Mein Leben lang war ich reaktionsschnell, unabhängig, selbstbewusst und willensstark. Doch jetzt nehmen diese positiven Eigenschaften absurde Ausmaße an. Ich fühle mich ständig gehetzt, wechsle ohne jeden Grund von einer Tätigkeit zur nächsten. Meine Aufmerksamkeitsspanne ist winzig. Wenn ich versuche, etwas zu lesen, überfliege ich den Text so schnell, dass kaum etwas hängen bleibt. Ich springe von Seite zu Seite, von Artikel zu Artikel, von Satz zu Satz und von Wort zu Wort, ohne deren Bedeutung zu erfassen. Nach wie vor telefoniere ich täglich mit meinen Kindern und mit meiner Schwester, beende aber kein einziges Gespräch angemessen. Ich unterbreche jeden mitten im Satz und eile irgendwohin, um etwas wahnsinnig Dringendes zu erledigen – auch wenn ich gar nicht weiß, warum es so dringend ist. Ich bin gehetzt und gestresst, und das völlig ohne Grund. Außerdem höre ich nicht auf das, was mir Kasia, Mirek und Witek raten. Ich weiß immer alles besser. Sie haben natürlich längst nicht so viel Ahnung wie ich!

Eines Tages lese ich einen Artikel in der *Washington Post*. Er handelt von der Schülerin einer nahe gelegenen Highschool. Die glaubte, von verschiedenen Elite-Universitäten angenommen worden zu sein, musste dann aber feststellen, dass die Hochschulen sie getäuscht hatten. Ich erzähle Mirek davon, aber als ich den Inhalt des soeben gelesenen Artikels[33] wiedergebe, sieht er mich bloß so merkwürdig an.

»So war das nicht«, meint er sanft.

»Ich hab's aber doch gerade gelesen!«, beharre ich.

»Glaubst du etwa, ich weiß nicht mehr, was ich gerade gelesen habe?«

»Du hast da was verwechselt«, sagt er. »Sie hat behauptet, dass sowohl Harvard als auch Standford sie wollten. Aber im Nachhinein hat sich herausgestellt, dass alles bloß erfunden war.«

»Nein, nein, da irrst du dich, Mirek«, sage ich wütend, doch er lächelt mich nur traurig an.

Ich werde von Tag zu Tag verwirrter. Die Welt scheint sich immer schneller zu drehen. Ich habe zunehmend Schwierigkeiten mitzuhalten. Ich begreife nicht mehr, was vor sich geht, kann die Bedeutung nicht mehr erfassen. Die Welt eilt mir voraus, und ich bleibe hilflos zurück.

Anfang Juli wird in der Zeitung die Eröffnung des neuen Giant-Supermarkts angekündigt, auf die ich mich so gefreut habe. Nie hätte ich gedacht, dass ich das noch erleben würde.

Der Supermarkt ist erstaunlich wichtig für mich. Er steht für das grausame Verstreichen der Zeit, für die Unsicherheit, wie lange ich noch leben werde, ja für meine Zerbrechlichkeit, die unabhängig ist von meiner Körperkraft, meiner Fitness und von meinem hartnäckigen Optimismus. Während meiner Krankheit wächst mein Hass auf den Betonklotz.

Dieser blöde Laden wird noch hier stehen, wenn es mich schon längst nicht mehr gibt.

Doch jetzt, wo ich bis zu seiner Eröffnung durchgehalten habe, will ich unbedingt hingehen. Wir alle – Mirek und ich, aber auch Witek, Cheyenne und Maria, die gerade zu Besuch sind – beschließen, den Eröffnungsfeierlichkeiten beizuwohnen. Kaum haben wir geparkt, öffne ich die Wagentür ... und schrecke zurück. Die Menschenmassen und die laute Musik der Live-Jazzband im Eingangsbereich, die die Kunden willkommen heißen soll, stoßen mich ab. Meine Familie merkt nichts davon, sie sind völlig begeistert. Wir alle lieben Jazz, seit wir denken können. Sie bleiben stehen und hören zu.

Ich koche vor Wut und murmle: »Was soll der Mist! Warum, um alles in der Welt, ist diese Musik so laut? Ich kann mich nicht mal mit meiner eigenen Familie unterhalten!«

Sie sehen nicht, wie sehr mir das alles zuwider ist. Ich beginne die Musik zu überschreien. »Das ist furchtbar!«, brülle ich. »Es ist viel zu laut!«

Sie sind überrascht und versuchen mich zu beruhigen.

»Mom, das ist doch toll«, sagt Witek. »Die Jungs sind super.« Witek spielt Klarinette und Gitarre. Als er ein Jahr lang eine Kaffeeplantage auf Hawaii geleitet hat, hat er dort zusätzlich noch Flötespielen gelernt. Ich mag es, wenn Witek spielt, es ist Balsam für meine Seele und hilft gegen mein Grübeln. Aber dieser Jazz tut mir in den Ohren weh, er hört sich an wie ein Presslufthammer.

Ich sause davon und eile durch den Supermarkt, um den Geschäftsführer zu suchen. Meine Familie rennt hinterher. Während Witek und die anderen vergeblich versuchen, mich aufzuhalten, verlange ich, den Manager zu sprechen.

Als sie kommt – es ist eine Frau –, schreie ich: »Stoppen Sie die Musik! Sie ist zu laut! Sie tut mir in den Ohren weh! Stoppen Sie die Musik!«

Sie schaut erst mich und dann meine Familie an. Noch bevor sie etwas sagen kann, mache ich kehrt und verlasse den Supermarkt.

Ich renne an der Band vorbei, und die Musik verursacht mir körperliche Schmerzen. Die einzelnen Töne sind wie Messer, die auf mich einstechen.

Meine Familie holt mich ein. Kaum sind wir in den Wagen gestiegen und haben die Türen hinter uns geschlossen, geht es mir besser. Schweigend fahren wir nach Hause. Ich habe mich bereits wieder ein wenig beruhigt.

»Was war das bloß für eine Band!«, versuche ich zu scherzen.

Niemand sagt etwas.

Meine übertriebene Wachsamkeit – der Daueralarmzustand, in dem sich mein Körper befindet, das Gefühl, seelisch und körperlich überall involviert zu sein – kann durch Stress und Nervosität ausgelöst werden, was wiederum zu noch mehr Stress und Nervosität führt. Schlimmer noch, ich habe das dumpfe Gefühl, dass ich weder mich selbst noch sonst irgendetwas unter Kontrolle habe. Und dieser Kontrollverlust macht mich wütend.

Diese extreme Reaktion auf eine Reizüberflutung kommt bei Menschen mit Hirntraumata, Autismus und anderen Hirnproblemen häufig vor. Normalerweise kann das Gehirn die ankommenden Reize sortieren, entscheiden, was wichtig ist und was ignoriert werden kann. Funktioniert dieser Filtermechanismus nicht mehr, kann das Gehirn von den vielen Informationen, die es verarbeiten möchte, schachmatt gesetzt werden wie ein Computer, der mit zu vielen Anfragen bombardiert wird. Das Gehirn kann nicht länger zwischen dem, was es guten Gewissens ignorieren kann (wie entferntes Verkehrsrauschen), und dem, was wirklich wichtig ist (wie das Hupen eines Autos, das einen jeden Moment umfahren wird), unterscheiden. So eine übermäßige Mischung aus Lärm und optischen sowie olfaktorischen Einflüssen kann extrem belastend sein. Wenn Menschen dermaßen von Reizen überflutet werden, reagieren sie ähnlich wie auf eine Panikattacke – genau wie ich in diesem Supermarkt.

In meinem veränderten Zustand konnte ich nicht ansatzweise nachvollziehen, was da eigentlich mit mir los war. Noch heute ist die Forschung weit davon entfernt, die Mechanismen zu verstehen, die für Nervosität, Stressreaktionen und eine erhöhte Aufmerksamkeit verantwortlich sind. Wir wissen, dass sie bei bestimmten psychischen Störungen wie ADHS (Aufmerksamkeitsdefizit-/Hyperaktivitätsstörung) und PTBS (Posttraumatische Belastungsstörung) auftreten. Wir wissen auch, dass ein komplexes Netzwerk aus neuronalen Verbindungen zwischen zahlreichen Hirnarealen reibungslos funktionieren muss, um einen Menschen erfolgreich durch den Dschungel menschlicher Erfahrungen zu lotsen, die alle möglichen Stressfaktoren beinhalten können.

In meinem beeinträchtigten Gehirn kann schon der harmloseste Reiz, beispielsweise so etwas Angenehmes wie Jazz, zu viel sein. Ich kann einfach nicht damit umgehen.

Am selben Abend schauen Mirek und ich uns einen Film auf dem großen Flachbildfernseher in unserem Keller an, den wir in ein Heimkino verwandelt haben. Wir machen es uns auf dem bequemen Ledersofa gemütlich, das wir vor sechs Jahren gekauft haben, als ich mich wegen meines Brustkrebses einer Chemo unterziehen musste. Wir kuscheln uns so eng zusammen, dass wir gegenseitig unseren Herzschlag, unsere Atmung hören können und unsere warmen, miteinander verschlungenen Körper spüren. Mirek hält mich fest, streicht mir über den Arm, kitzelt sanft meine Hand.

So an ihn geschmiegt und mit seiner warmen, zärtlichen Hand auf meiner fühle ich mich sicher. Aber in meinem Kopf herrscht zunehmend ein seltsamer, nicht völlig unangenehmer Aufruhr.

Schwarz und Weiß – Tod und Leben – Weiß und Schwarz – Leben und Tod – Schwarz – Schwarz – Schwarz.

Wir schauen uns einen Dokumentarfilm über Nina Simone an: *What happened, Miss Simone?* Die Bilder rasen vorbei … die Musik ist laut – ihre tiefe, starke Stimme ist mitreißend. Ich bin wie hypnotisiert, kann mich kaum bewegen. Ich nehme alles mit meinem ganzen Körper wahr. Ihre Stimme, ihre überwältigende Persönlichkeit dringen nicht nur über meine Augen und Ohren in mich ein, sondern gehen mir auch unter die Haut, überfluten mich mit Gefühlen, erschüttern mich bis ins Mark. Ich bin wie verhext. Und zittere, als wäre das einfach zu viel für mich.

»Ist es dir zu laut?«, fragt Mirek. »Ich kann den Ton etwas leiser drehen.«

»Nein, nein, bitte nicht, ich liebe das!«, sage ich.

Schwarz und Weiß – Weiß und Schwarz – Schwarz, Schwarz, Schwarz.

»Kannst du den Film kurz anhalten?«, sage ich.

Ich springe auf, renne aus dem Keller die zwei Stockwerke nach oben in mein Arbeitszimmer. Ich ziehe die Schreibtischschublade heraus und durchwühle hektisch einen Stapel mit Unterlagen.

Da! Da ist sie!

Meine Patientenverfügung. Ich muss etwas hinzufügen, jetzt, sofort. Ganz schnell, bevor es zu spät ist. *Nicht wiederbeleben.* Ich muss diese Anweisung sofort hinzufügen.

Ich suche nach einem Stift und blättere durch die Unterlagen. Wo muss ich diese Worte hinzufügen? Ich tue mich schwer, den Text zu lesen. *Da, ich schreib sie hierhin!* Ich versuche, die Worte hinzuschreiben, weiß aber nicht mehr, wie man *wiederbeleben* schreibt. Meine Schrift ist zittrig und kaum zu entziffern. Die Buchstaben sind krakelig, verwackelt.

Ich habe schreckliche Angst, meinen dringenden Wunsch nicht mehr äußern zu können: *Fummelt nicht an meinem Körper herum, beschert ihm keine Traumata, seid sanft und lasst mich allein, wenn ich kurz vor dem Tod stehe. Seid nicht brutal. Zwingt mich nicht, weiterzuleben, wenn mein Körper aufgibt.*

Ich kritzele etwas, das *Nicht wiederbeleben* heißen soll, auf meine Patientenverfügung und renne aus meinem Arbeitszimmer. Ich will dringend zurück in Mireks warme Umarmung. Wir sind in all den Jahren so ein tolles Team gewesen: bei meiner Scheidung, als mein Exmann starb, als wir die Kinder in einem fremden Land großgezogen, mit wenig Geld ein Haus gekauft und renoviert haben und als ich Brustkrebs hatte. Auch jetzt, während dieser Erkrankung, die meine letzte sein könnte, die schwierigste Phase in unserem bisherigen Leben.

Ich eile nach unten, nehme mehrere Stufen auf einmal und fühle mich bereit. Aber bereit wofür? Bereit, mich neben Mirek zu legen und ihn zu umarmen? Bereit zu sterben? Beides? Ich verdränge diesen unheimlichen Gedanken. Ich habe meine Patientenverfügung überarbeitet. Ich habe etwas Konstruktives getan und darf mich jetzt ausruhen.

ZEHN

Licht am Ende des Tunnels

Der Sommer 2015 hört nicht auf, mich und meine Umgebung zu quälen. Die erbarmungslose Hitze tötet das Gras und lässt sämtliche Blumen verwelken und eingehen.

An einem besonders schwülen Tag öffne ich die Tür, und ein heißer Luftstoß schlägt mir ins Gesicht, als hätte ich die Klappe eines riesigen, potenziell tödlichen Ofens geöffnet. Aber ich bin noch nicht bereit zu sterben. Ich knalle die Tür zu und ziehe mich in mein kühles Nest zurück. Das verfügt über eine Klimaanlage, die Tag und Nacht summt. Da meine Ärzte nicht wollen, dass ich Auto fahre, verbringe ich den Großteil meiner Zeit mit dem Laptop auf dem Wohnzimmersofa, kümmere mich um Gehirnbank-Angelegenheiten oder schreibe meine Erinnerungen nieder.

Die Steroide, die ich einnehme, lassen die Entzündung in meinem Gehirn langsam zurückgehen. Trotzdem strapazieren sie meinen Körper schwer. Mein sonst so schmales, langes Gesicht ist rund wie ein Vollmond, was typisch ist für Patienten, die Steroide einnehmen. Auch mein Körper verändert sich dramatisch und beängstigend schnell. Innerhalb weniger Wochen sind meine Muskeln und meine sportliche Figur Vergangenheit. Mein Körper wird schwerfällig und ungelenk. Mit Entsetzen sehe ich an meinen einstigen Radfahreroberschenkeln und Joggerwaden hinunter und erkenne sie kaum wieder: Sie sind ausgezehrt und schwach. Mein Bauch ist aufgedunsen und wölbt sich vor, sosehr ich mich auch bemühe, ihn einzuziehen. Meine Schwimmermuskeln, auf die ich so stolz war – Trizeps, Bizeps und großer Rückenmuskel –, sind völlig verschwunden; an ihre Stelle ist schwabbeliges Fett getreten. Auch direkt unter dem Nacken setze ich Fett an, bekomme eine Art Fettbuckel. In kürzester Zeit brauche ich zwei Kleidergrößen mehr. Nach der letzten Bestrahlungseinheit verliere ich auch mein Haar. Es fällt mir in dicken Büscheln aus. Ich hasse es, mich im Spiegel zu sehen, bin nur noch eine kahlköpfige, stark gealterte Karikatur meiner selbst. Bin ich überhaupt noch derselbe Mensch? Wie groß müssen die Veränderungen noch werden, bis ich mich überhaupt nicht mehr wiedererkenne?

Ich trainiere auch weiterhin, doch anstatt zu laufen und Rad zu fahren, gehe ich frühmorgens und spätnachmittags zum Walken in den Wald. Ich gehe mit Mirek einkaufen, klammere mich an ihn, aus Angst, verloren zu gehen oder zu stürzen. Meine Beine tragen mich nicht mehr so, wie sie sollten, mein Gleichgewichtssinn ist gestört. Die Welt um mich herum gerät ins Wanken, wird zunehmend unscharf. Warum, weiß ich nicht so genau: Liegt es an meinem Gehirn oder an meinem Körper? Ist es ein geistiger oder ein körperlicher Verfall? Schwer zu sagen, denn beides ist untrennbar miteinander verbunden.

Aber ich kann immer noch schreiben und Tag und Nacht durcharbeiten. Ich bin wie getrieben durch die Steroide – genau wie im Januar, als ich mich von der Gehirnoperation erholt habe. Wieder verhalte ich mich manisch, wie eine Besessene, bin rastlos und kann nicht schlafen. Da ich nicht Auto fahren darf, arbeite ich von zu Hause aus. Ich beraume lange Telefonkonferenzen mit Kollegen an, schreibe Berichte, beantworte Mails, plane Experimente, fülle Verwaltungsformulare aus, treffe Vereinbarungen mit Leichenhallen, um neue Gehirne für unsere Studien zu bekommen. All das bewältige ich, aber es ist unglaublich anstrengend. Ich vergesse viel. Mein Gehirn ist immer noch ganz durcheinander, von schrecklichen Kratern übersät und von Entzündungen geplagt. Ich gerate immer wieder ins Schwimmen, verliere den Anschluss an die Wirklichkeit.

Doch mit der Zeit nehmen die klaren Momente wieder zu. Ich weiß nicht, was in meinem Gehirn vor sich geht, aber vermutlich lässt die Schwellung nach, da mein Verstand zurückkehrt. Ich merke, dass ich etwas sehr Seltsames durchgemacht, eine bizarre, höchst ungewöhnliche Odyssee hinter mir habe – hinein in den Wahnsinn und wieder zurück.

Es ist, als tauchten Bilder aus meiner jüngsten Vergangenheit wie aus tiefstem Nebel wieder auf, wie aus einem früheren Leben. Nach und nach gewinne ich die Kontrolle über meinen Alltag, über die Wirklichkeit zurück. Ganz so, als kletterte ich aus einem schwarzen Loch und nähme meine Umgebung und die Sonne erst langsam wieder wahr. Erst da wird mir bewusst, wie tief dieses Loch war.

Ich stelle Mirek und den Kindern Fragen zu den letzten Wochen, zu meinem Verhalten, zu dem, was ich gesagt habe, und inwiefern das anders war als sonst. Sie sind nicht sehr gesprächig, erzählen mir nur das Notwendigste. Sie sind traumatisiert von meinem skurrilen Verhalten und der nach wie vor sehr realen Möglichkeit, dass ich schon bald sterben werde. Und sie haben Angst, die jüngste Persönlichkeitsvariante von mir – die gemeine, rücksichtslos kritisierende, distanzierte, lieblose, verwirrte und wütende Frau – könnte zurückkehren.

Aber manchmal testen sie vorsichtig, woran ich mich noch erinnere, um herauszufinden, wie sich die letzten Monate für mich – und für sie – angefühlt haben. Witek erwähnt unseren Spaziergang zur Apotheke. »Weißt du noch, Mom?«, sagt er. »Dass du den umgestürzten Baum nicht mehr wiedererkannt hast, den du keine halbe Stunde zuvor gesehen hattest?«

Erst erinnere ich mich an nichts.

War ich überhaupt dabei? Wann ist das passiert? War das wirklich ich?

Ich konzentriere mich und schließe die Augen. Ich zermartere mir das Hirn und kneife die Augen fest zusammen, während ich das, was ich vergessen habe, Schicht für Schicht freilege. Ich kann die Nässe des Unwetters riechen und sehe wieder vor mir, wie wir über den mit Zweigen und Unrat übersäten Bürgersteig gelaufen sind. Der Spruch im Eingangsbereich des Georgetown University Hospital fällt mir wieder ein. Ich sage ihn mir laut vor: »Es ist ein Riss in allen Dingen. So fällt das Licht herein.« Auch durch den Riss in meinem Gehirn kommt nach und nach Licht herein.

Die Erinnerungen an die letzten beiden Monate kehren ganz langsam zurück. Wie verängstigte kleine Kreaturen, die sich in den hintersten Winkeln meines Gehirns versteckt haben, wagen sie sich erst probehalber hervor, bevor sie vorsichtig den Kopf zwischen den Windungen meines beschädigten Gehirns hervorstrecken. Wenn ich mich bemühe, kann ich mir die nackten Fakten vor Augen führen, und verstehe, was meine Familie meint: den Ast, den Bürgersteig, das beschädigte Auto. Weitere Vorfälle fallen mir ein.

Nur die Gefühle von damals kann ich komischerweise nicht wachrufen. Es fällt mir deutlich schwerer, mich zu erinnern, was ich damals gespürt habe. Wenn mir meine Familie ausnahmsweise mal etwas über einen seltsamen Vorfall verrät, höre ich aufmerksam zu, kann ihre Beschreibungen aber nicht mit dem Gefühlschaos in Zusammenhang bringen, das sie durchlebt haben. Ich kann mich an nichts dergleichen erinnern – ganz so, als wären meine emotionalen Erinnerungen woanders gespeichert und ich hätte nach wie vor keinen Zugang dazu. Vielleicht haben diese Gefühle auch nie Eingang in mein Gedächtnis gefunden?

»Kannst du dich noch an das schreckliche Abendessen erinnern, nachdem wir dich vom Krankenhaus abgeholt haben?«, fragt Mirek. »Dein leerer Blick, deine erstarrte Miene, deine bösen Worte haben mir damals beinahe das Herz gebrochen. Du warst so was von gemein, so eiskalt.«

Ich versuche krampfhaft, mich daran zu erinnern. Ich erkundige mich nach Details – was ich damals zum Abendessen gekocht habe, wo wir gesessen haben, wer was gesagt hat.

»Kasia und ich sind aufgestanden und zum Weinen in die Küche gegangen. Wir konnten es kaum ertragen zu sehen, wie sehr du dich verandert hast. Wir dachten, du bist uns für immer entglitten«, sagt Mirek. Vor Rührung versagt ihm die Stimme. »Du hast uns an Kai, den kleinen Jungen aus dem Andersen-Märchen ›Die Schneekönigin‹, erinnert.« Die Augen meines Mannes füllen sich mit Tränen.

Ich zermartere mir erneut das Hirn, und vor meinem inneren Auge tauchen Bilder auf wie aus einem Film, den ich vor sehr langer Zeit gesehen habe.

Ja, das Abendessen, daran erinnere ich mich noch. Ich habe gekocht, und das Essen ist nicht so geworden, wie ich wollte. Irgendwas war komisch mit dem Essen. Aber was? War ich distanziert und eiskalt? Haben sie geweint, waren sie traurig? Ich kann mich nicht daran erinnern. Vielleicht ist das einem anderen Ich zugestoßen, einem ganz anderen Menschen?

An die Geschichte vom kleinen Jungen namens Kai kann ich mich allerdings noch genau erinnern. Das Märchen hat mir eine Riesenangst eingejagt, als ich es als Kind vorgelesen bekam. Es handelt von zwei Kindern, Kai und Gerda, die ein märchenhaft schönes Leben führen, bis ein gemeiner Troll mit der Macht, Schönheit in Hässlichkeit zu verwandeln, seinen Zauberspiegel zerbricht. Abermillionen Splitter verteilen sich auf der ganzen Welt. Einer davon durchbohrt Kais Herz, ein anderer gerät ihm ins Auge. Sein Herz wird ein Eisklumpen, sein Auge sieht nur noch Böses. Kai wird grausam und aggressiv. Er verlässt Gerda und seine ihn liebende Familie und beschließt, im ewigen Winter des Eispalasts der Schneekönigin zu leben.

Ein böser Troll muss mir einen Splitter ins Gehirn gepflanzt und mich unempfindlich gegen die gemacht haben, die ich liebe. Er hat mich in eine gefühllose, lieblose Karikatur meiner selbst verwandelt.

Jetzt taut mein gefrorenes Herz, und ich werde langsam wieder zum Leben erweckt, durch eine traumartige Erinnerung nach der anderen.

Wie kann es sein, dass diese Erinnerungen zurückkehren?

Das Gehirn besitzt die bemerkenswerte Fähigkeit, sich nach Verletzungen und Angriffen selbst zu heilen. Eine Fähigkeit, die Wissenschaftler und Ärzte immer wieder in Erstaunen versetzt. Sogar Patienten mit schweren Hirnschäden können sich manchmal fast vollständig erholen. Auch wenn eine herausragende ärztliche Versorgung und Behandlung diesen Prozess selbstverständlich unterstützt, sind die genauen Heilungsmechanismen nach wie vor unbekannt. Die BRAIN-Initiative[34], die Präsident Obama 2013 ins Leben gerufen hat, soll unsere Erkenntnisse über das Gehirn revolutionieren … auch die über seine Gabe, sich von Verletzungen und Krankheiten zu erholen. Doch noch ist die Fähigkeit des Gehirns zur Selbstreparatur einfach nur ein Wunder.

Im Gegensatz zu den Zellen anderer Körperregionen, die sich ständig erneuern, regenerieren sich die Nervenzellen im Gehirn nicht im gleichen Ausmaß. Experimente mit Mäusen haben gezeigt, dass im Hippocampus – also in dem Hirnareal, das Erinnerungen speichert und auch als Erstes von Alzheimer betroffen ist – nur eine beschränkte, vermutlich eher unbedeutende Anzahl von Nervenzellen neu gebildet werden kann. Unklar ist auch, ob sie jemals voll funktionsfähig werden. Genauso unklar ist, ob das gleiche Phänomen im menschlichen Hippocampus auftritt. Wir wissen, dass die bereits im Kleinkindalter, ja vielleicht sogar schon vorher entstandenen Nervenzellen in Hirnregionen, die für das Denken zuständig sind – wie zum Beispiel der präfrontale Cortex –, im Laufe eines Lebens dieselben bleiben.

Dass wir diese Nervenzellen zeit unseres Lebens behalten, könnte auch ein Grund dafür sein, dass wir uns überhaupt als »Selbst« wahrnehmen. Was sich jedoch ändern kann, sind die Verbindungen zwischen den Zellen und Hirnarealen. Wird eine Hirnregion verletzt, bilden sich neue Verbindungen zwischen den einzelnen Zellen, die uns helfen, einige oder sogar einen Großteil der geschädigten Funktionen wiederherzustellen. Aber verändert das auch unsere Persönlichkeit?

Ich staune immer wieder darüber, wie wenig wir Menschen uns im Laufe unseres Lebens ändern, selbst nach traumatischen Erfahrungen oder schwerer Krankheit. Ich war sogar noch ich selbst – beziehungsweise eine Version meiner selbst –, als ein Drittel meines Gehirns dramatisch geschwollen war. Ich bin auch jetzt noch ich selbst, während ich mich davon erhole. Aber die Tumoren, die Bestrahlung, die Gehirnschwellung – all das dürfte Spuren in meinem Gehirn und meiner Persönlichkeit hinterlassen haben, die sich in bleibenden Hirnschäden niederschlagen. Menschen, deren Gehirn einer Bestrahlungs-, Chemo- oder Immuntherapie ausgesetzt wurde, können anhaltende kognitive Störungen davontragen, dazu gehören auch Gedächtnisstörungen.

Wenn mich jemand fragt, wie es mir geht – mit anderen Worten wissen will, ob mein Gehirn noch genauso funktioniert wie vorher –, sage ich: »Ja, ich funktioniere noch genauso wie vorher.« Aber stimmt das auch? Meine Aufmerksamkeitsspanne scheint nicht mehr so lang zu sein, ich werde auch schneller müde. Es fällt mir heute schwerer, mich zu konzentrieren. Ich kann nicht mehr so schnell laufen, schwimmen oder Rad fahren, und mein Gleichgewichtssinn ist nicht mehr so gut wie früher. Wenn ich meine Angehörigen frage, ob ich mich verändert habe und wenn Ja, wie, sagen sie, das wüssten sie nicht so genau. Fest steht nur, dass diese Katastrophe keinen von uns unberührt gelassen hat. Dass sie mich, aber auch sie vorzeitig hat altern lassen.

Obwohl die Steroide mein Gehirn abschwellen lassen, was eine deutliche Erleichterung für mich ist, und obwohl die Bestrahlung die sichtbaren Tumoren zerstört, wissen meine Familie und ich ganz genau, dass weitere Melanomzellen in meinem Körper lauern. Vermutlich werden neue Tumoren entstehen, und das wahrscheinlich schon sehr bald. Sie werden wie verrückt streuen, vollkommen unkontrolliert, und mein Gehirn durchsetzen wie wucherndes Unkraut in einem Blumenbeet. Obwohl ich zahlreiche Therapien erhalten habe, benötige ich weitere Behandlungen, vermutlich Unmengen davon.

Deshalb verordnet mir Dr. Atkins noch eine zielgerichtete Krebstherapie … eine letzte Option, die schon zu Beginn meiner Behandlung erwähnt wurde. Obwohl ich von neuen Medikamenten erfahren habe, die gerade erforscht werden, ist die zielgerichtete Krebstherapie momentan das Einzige, das ich noch ausprobieren kann. Dr. Atkins schlägt vor, dass ich mich sofort mit einer Kombination aus Trametinib und Dabrafenib behandeln lasse – zwei Wirkstoffe, die gerade erst für ein mutiertes Gen, das an Melanomen beteiligt ist, nämlich BRAF, entwickelt wurden. Trametinib hemmt die MEK1- und MEK2-Proteine, Dabrafenib das BRAF-Protein. Alle drei sind beim selben zellsignalisierenden Weg aktiv, der bei Melanomzellen besonders stimuliert wird und zu deren unkontrolliertem Wachstum sowie zu deren Ausbreitung führt. Zwei Mutationen namens BRAF

V600E und BRAF V600K sind für über 95 Prozent der Mutationen des BRAF-Gens bei Melanompatienten verantwortlich. Besitzt ein Patient kein mutiertes BRAF-Gen, ist er Träger eines sogenannten BRAF-Wildtyps und wird nicht von diesen Wirkstoffen profitieren, weil der Weg, über den sie agieren, vom fehlerhaften BRAF-Gen nicht übermäßig aktiviert wird.

Mein Tumor ist im März 2015 genetisch untersucht worden, kurz nachdem er meinem Hinterhauptlappen entnommen wurde. Man hat dort eine seltene Mutation, BRAF A598T, gefunden, die bei weniger als fünf Prozent aller Melanomtumoren vorkommt. Im Genom liegt es sehr nahe an häufiger verbreiteten Genmutationen, sodass es sehr wahrscheinlich genau wie sie ein fehlerhaftes BRAF-Protein herstellt. Mit Sicherheit sagen lässt sich das jedoch nicht. Wenn sich meine Mutation verhält wie gewöhnliche Mutationen, können die BRAF/MEK1/MEK2-hemmenden Wirkstoffe eventuell die fehlerhafte Aktivierung meiner Melanomzellen und damit auch ihre Ausbreitung blockieren. Das ist zumindest der Plan. Wir hoffen, dass die Kombination aus beiden Wirkstoffen meinen Krebs besiegen wird.

Diese neuen Wirkstoffe scheinen meine letzte Überlebenschance zu sein. Es sind winzige Moleküle, die die Blut-Hirn-Schranke leicht passieren und somit ins Gehirn gelangen können – ganz im Gegensatz zu den bei Immuntherapien verwendeten Antikörpern. Letztere sind große Proteine, die, wenn sie oral eingenommen werden, rasch verdaut werden wie alle anderen Proteinprodukte, die wir zu uns nehmen. Deshalb müssen sie auch über eine Infusion direkt in den Blutkreislauf gelangen. Immuntherapiemedikamente dringen also nicht wirklich bis ins Gehirn vor. Stattdessen modifizieren sie die Immunzellen (T-Zellen), die wiederum das Gehirn erreichen können. Trametinib und Dabrafenib werden in Form von überaus harmlos wirkenden Tabletten verabreicht, was viel praktischer ist als eine Infusion. Ich muss also nicht extra ins Krankenhaus, um meine Dosis zu bekommen.

Aber diese Mittel sind für meine seltene Mutation noch nicht von der amerikanischen Arzneimittelbehörde FDA zugelassen, sodass meine Krankenversicherung erst noch davon überzeugt werden muss, für die Kosten aufzukommen. Das kann eine schwierige Herausforderung sein, denn der wissenschaftliche Nachweis, dass sie in meinem Fall tatsächlich wirken werden, ist nur schwer zu erbringen. Außerdem wird die Behandlung ein Vermögen kosten: Hunderttausende von Dollar. Dr. Atkins prophezeit, dass die Versicherung abschlägig auf seine erste Anfrage reagieren wird, was sich innerhalb weniger Tage bewahrheitet. Jakes Mutter und ihr Mann bieten an, die Kosten komplett zu übernehmen, und Mireks Mutter in Polen möchte uns ihre gesamten Ersparnisse zukommen lassen. Aber Dr. Atkins schlägt vor, noch zu warten. Er hofft, wissenschaftliche Argumente zu finden, durch die ich die Medikamente gratis oder zumindest für einen geringen Betrag vom Hersteller bekomme.

Dr. Atkins schreibt einen Brief, in dem er detailliert erklärt, dass meine seltene BRAF-Mutation eine Behandlung mit diesen Medikamenten erforderlich macht. Vier oder fünf Tage später ruft er mich an: Die Arzneimittelfirma hat eingewilligt, mir die Medikamente im Rahmen eines »Härtefall-Programms« zukommen zu lassen. Dieser Begriff bezieht sich auf die Verwendung neuer, noch nicht zugelassener

Medikamente für die Behandlung eines Patienten, der sonst keine anderen Möglichkeiten mehr hat. Mit anderen Worten: *Die Frau wird ohnehin sterben, aber es gibt den Hauch einer Chance, dass das Medikament hilft – warum dann nicht zu diesem letzten Strohhalm greifen?* Die Behandlung wird kostenlos für mich sein.

Innerhalb weniger Tage erhalte ich zwei Pakete, eines in der Größe eines kleinen Gefrierfachs, das in der Tat Eis und meinen sündhaft teuren Traumwirkstoff Trametinib enthält, sowie ein kleineres mit dem Dabrafenib. Ganz aufgeregt fotografiere ich die Pakete. Wie sehr ich mich freue! Weihnachten im Hochsommer!

Sie müssen wirken – sie sind einfach viel zu teuer, um zu versagen.

Sofort nehme ich die erste Dosis ein. Und warte.

✦

Tage vergehen, ohne dass sich eine nennenswerte Wirkung zeigt. Dann bekomme ich einen Ausschlag.

Hautentzündungen gehören zu den verbreitetsten Nebenwirkungen von Trametinib / Dabrafenib. Diese Reaktion auf die Wirkstoffe tritt bei mehr als der Hälfte aller Patienten auf, die sie einnehmen. Die Kombination aus beiden Wirkstoffen erhöht ihre Giftigkeit. Es gibt allerdings auch eine positive Nebenwirkung, die sich ganz unerwartet einstellt: Meine Wimpern werden sehr lang, dick und kohlrabenschwarz, der untere Wimpernkranz berührt meine Wangen.

Da ich wegen der Steroide an Schlaflosigkeit leide, bekomme ich pro Nacht kaum mehr als zwei, drei Stunden

Schlaf. Ich bin sehr müde und mache häufig zwischendurch ein Nickerchen. Zusätzlich nehme ich Beruhigungsmittel und Schlaftabletten. Trotzdem gehe ich täglich powerwalken, bis zu zwölf Kilometer – frühmorgens oder bei Sonnenuntergang, um mich keiner direkten Sonneneinstrahlung auszusetzen. Wegen des Ausschlags und meiner trockenen Haut kann ich nicht schwimmen, dafür setze ich mich ab und zu frühmorgens aufs Rad, manchmal sogar für anderthalb Stunden. Wie ein Soldat, der unerschütterlich bereit ist, diesen langen Krieg mit dem Krebs auszufechten, bin ich fest entschlossen, in Form zu bleiben.

Mitte Juli explodiert der Ausschlag regelrecht: Angst einflößende rote Striemen bedecken einen Großteil meines Körpers, und meine Haut fühlt sich an, als stünde sie in Flammen. Dr. Atkins halbiert die Dabrafenib-Dosis (da es vermutlich eher das Dabrafenib ist, das für den Ausschlag verantwortlich ist, und weniger das Trametinib). Wenige Tage später, keine zwei Wochen nachdem ich mit der Einnahme eines der Mittel begonnen habe, auf dem meine sämtlichen Hoffnungen ruhen, befiehlt er mir, die Einnahme komplett einzustellen: Mein ganzer Körper ist von schrecklichen Flecken bedeckt. Dieser sich völlig verselbstständigende Ausschlag könne sonst irgendwann mein Leben gefährden, sagt er.

Trotzdem scheint mit meinem Verstand alles in Ordnung zu sein. Ich kann lesen, mir Notizen machen und Telefonkonferenzen mit Arbeitskollegen abhalten.

Ich erwache langsam wieder zum Leben. Aber meine Familie und ich reden nicht viel über das, was wir während meines geistigen Abbaus und Zusammenbruchs erlebt haben. Weil wir eine Riesenangst haben, dass es ohne jede Vorwarnung erneut auftreten könnte.

Am 21. Juli bin ich zu einem weiteren Hirnscan angemeldet. Es ist der erste seit der katastrophalen MRT vom 19. Juni, welche die neuen Tumoren und die Schwellung in meinem Gehirn gezeigt hat. Seltsamerweise habe ich überhaupt keine Angst vor diesem Scan. Ich habe mich auf weitere schlechte Neuigkeiten eingestellt, bereite mich also weiterhin auf den Tod vor. Ich räume meine Schränke und Schubladen aus, entsorge alles Gerümpel, das sich im Laufe meines Lebens angesammelt hat. Aber tief in meinem Innern hoffe ich wider besseres Wissen auf ein Wunder.

Wenige Stunden nach dem MRT versammeln Mirek, Kasia und ich uns in einem Zimmer des Lombardi Cancer Center und warten darauf, dass Dr. Atkins das Urteil verkündet. Das Warten scheint endlos. Es ist später Nachmittag, und wir sind alle sehr müde. Unsere Angst ist so groß, dass wir nicht miteinander reden können, sondern nur in die Ferne starren, Nägel kauen, tief einatmen und laut seufzen.

Endlich kommt Dr. Atkins herein. Er strahlt.

»Ich habe großartige Neuigkeiten!«, verkündet er. »Es hat funktioniert!«

Seine Worte sind noch nicht bis zu uns durchgedrungen, als er auch schon fortfährt: »Alle Ihre Tumoren sind beträchtlich geschrumpft oder sogar völlig verschwunden. Außerdem gibt es keine neuen Verletzungen in Ihrem Gehirn«, sagt er. »Die Trametinib/Dabrafenib-Kombinationstherapie war ein voller Erfolg!«

Statt mich auf diese bemerkenswerte Neuigkeit zu stürzen, beginne ich zu widersprechen.

»Dr. Atkins, woher wollen wir das wissen?«, sage ich. »Wie können wir die Verbesserung meines Gesundheitszustands den Medikamenten zuschreiben? Ich hab sie doch bloß für kurze Zeit genommen. Wie ist es möglich, dass sie so schnell gewirkt haben? Vielleicht hat ja eine Mischung aus Immuntherapie und Bestrahlung die Wirkung erzielt – oder beides plus die zielgerichtete Krebstherapie. O nein! Wir haben es versäumt, das konkret einzugrenzen! Wir werden niemals wissen, was dieses Wunder vollbracht hat!«

Dr. Atkins schenkt mir ein schiefes Grinsen. »Es ist mir egal, was gewirkt hat – und Ihnen sollte es auch egal sein!«, sagt er. »Die Tumoren verschwinden. Dafür sollten wir dankbar sein.«

Ich bin dankbar. Aber die Wissenschaftlerin in mir ist verärgert. Vielleicht kann das nur ein anderer Wissenschaftler verstehen, aber ich bin unzufrieden, dass ich keine genaue Antwort darauf habe, was bei diesem einzigartigen Experiment passiert ist – bei diesem Experiment an mir.

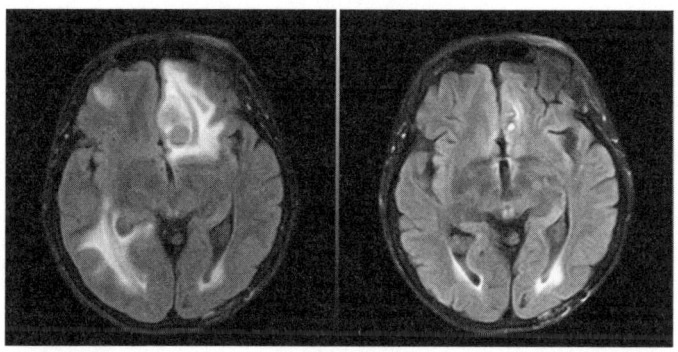

Meine Hirnscans vom 19. Juni (links) bzw. vom 21. Juli (rechts). Die Schwellungen (weiße Bereiche) sind drastisch zurückgegangen, und die Tumoren, einschließlich desjenigen in meinem frontalen Cortex, sind ausnahmslos verschwunden.

Dr. Atkins schlägt vor, dass wir uns den Hirnscan an seinem Computer ansehen. Kasia wirft einen Blick darauf und staunt über die Veränderungen.

»Das ist ja der Wahnsinn!«, ruft sie. »Die Tumoren sind so gut wie weg.«

Ich schaue mir die Bilder nicht an. Schon beim Gedanken daran, mir Fotos von meinem verletzten Gehirn anzusehen, zieht sich alles in mir alles zusammen. Mirek und ich sitzen stumm da, sind viel zu überrumpelt, um unserer Freude Ausdruck verleihen zu können. Dieses Datum markiert einen erstaunlichen Durchbruch, dem wir noch nicht ganz trauen.

Am nächsten Morgen macht sich Mirek eine kurze Notiz in sein Tagebuch: *Wir haben uns über die Neuigkeit gefreut, so gut wir konnten.*

Sein Eintrag klingt wie eine belanglose Fußnote. In Wahrheit aber stehen wir alle unter Schock. Seit Monaten befinden wir uns auf einer Gefühlsachterbahn. Alle haben sich darauf eingestellt, dass ich sterbe, dann bekomme ich Aufschub, dann noch mehr schlechte Neuigkeiten, dann wieder eine Gnadenfrist: Die Tumoren sind verschwunden.

An alles, was sonst noch an diesem Tag geschehen ist, kann sich niemand von uns erinnern.

✦

Dr. Atkins ist davon überzeugt, dass es die Kombination aus Dabrafenib und Trametinib war, die ein derart spektakuläres Ergebnis erzielt hat. Deshalb ordnet er an, dass ich mit der halbierten Dabrafenib-Dosis fortfahre. Die nächsten

Tage und Wochen sind schwierig, weil neue Nebenwirkungen auftreten: blutende Wunden an Händen, Lippen und Gesicht. Wenn ich nachts wach werde und aufs Klo gehe, erschrecke ich über mein Spiegelbild: Blut von meinen Lippen ist in meinen Mundwinkeln und im Nacken zu einer dunklen Kruste getrocknet. Ich sehe aus wie ein Vampir nach einer anstrengenden Nacht. Mein Kissen ist voller Blut, die Laken ebenso. Die Haut an meinen Füßen ist trocken und so rissig, dass mir jeder Schritt Schmerzen bereitet, auch meine Fersen bluten.

In manchen Nächten habe ich über 39 °C Fieber und so starken Schüttelfrost, dass ich mitten im Hochsommer unter zwei dicken Quilts und einem Stapel Decken schlafe, eine graue Wollmütze auf dem Kopf.

Aber es kommt noch schlimmer: Eines Morgens trainiert Mirek gerade im Keller, als er einen ungewöhnlichen Knall hört und nach oben rennt. Er findet mich bewusstlos auf dem Badezimmerboden vor, mein Körper ist schweißbedeckt, mein Schlafanzug klatschnass. Ich blute oben am Kopf, und neben mir liegt ein umgestürzter Stuhl. Ich bin ohnmächtig geworden und habe mir den Kopf an der gefliesten Wand oder am Boden aufgeschlagen. Was genau passiert ist, lässt sich nicht rekonstruieren. Bald komme ich wieder zu mir, ohne zu wissen, was mir zugestoßen ist. Mirek besteht darauf, dass wir von nun an alle Zimmertüren auflassen, damit er hören kann, wenn irgendetwas mit mir ist.

Dr. Atkins beschließt, dass ich erneut eine Dabrafenib-Pause einlegen soll, bald darauf setzt er auch das Trametinib ab. Meine Haut beruhigt sich ein wenig, und langsam fühle ich mich wieder besser. Obwohl ich zwei Wochen lang nicht behandelt worden bin, zeigt die nächste MRT vom 1. September keine neuen Tumoren. Die alten sind weiter geschrumpft oder ganz verschwunden. Alle sechs Wochen wird eine neue MRT gemacht. In den nächsten Monaten tauchen einige kleine Tumoren auf, die mit der Cyber-Knife-Bestrahlung behandelt werden. Sie wachsen erst ein wenig und schrumpfen dann. Dr. Atkins verbietet mir nach wie vor das Dabrafenib, verschreibt mir aber wieder Trametinib.

Den ganzen Herbst des Jahres 2015 über leide ich an Ausschlägen; Hände, Arme und Kopfhaut bluten. Aber ich scheine wieder die Person zu sein, die ich einmal war, bevor der ganze Wahnsinn begann: Ich verlaufe mich nicht mehr in der Nachbarschaft. Ich weiß, wie ich meine Lieblingsgerichte zubereiten muss. Ich blaffe meine Angehörigen nicht ständig an. Ich telefoniere jeden Tag mit Kasia und Maria – auf eine normale, ihnen zugewandte Art. Mirek und ich laden Freunde zu entspannten Abendessen ein. Meine Enkel kommen zu Besuch, und ich freue mich wieder, mit ihnen spielen zu können.

Mit der Zeit erzählt mir Mirek immer mehr über mein Verhalten zwischen Juni und Juli. Er gesteht mir, dass ich irgendwie nicht mehr die Person war, die er kannte, sondern nur noch ein Schatten meiner selbst. Dass sich alle schreckliche Sorgen um mich gemacht haben, Angst hatten, meine wahre Persönlichkeit könnte sich unwiederbringlich verabschiedet haben.

Ich verspreche ihm, nie wieder so gemein zu ihm und unserer Familie zu sein. Aber insgeheim weiß ich, dass ich dieses Versprechen nicht halten kann, wenn mich mein Gehirn noch einmal im Stich lassen sollte.

Von Zeit zu Zeit reiße ich dumme Witze, tue so, als würde ich den Verstand verlieren, als wüsste ich nicht, wo ich bin. Mirek kann nicht darüber lachen. Da merke ich erst, wie grausam mein Verhalten ist, und höre damit auf. Schließlich bin ich die Einzige, die nicht mitbekommen hat, was passiert ist. Wenn man so will, bin ich diejenige, die am wenigsten gelitten hat.

Im Januar 2016, nach einem Jahr aggressiver Krebsbehandlungen und zermürbenden neuen Scans, immer verbunden mit der Angst, sie könnten neue Tumoren in meinem Gehirn zeigen, sitze ich auf dem Wohnzimmersofa. Mein Arm ist geschwollen und hochempfindlich. Es ist das Lymphödem von meinem Brustkrebs, das sich durch die Immuntherapie gegen mein Melanom weiter verschlimmert hat.

Warum habe ich nicht schon längst etwas dagegen unternommen? Ich kann nicht fassen, dass ich mich nie darum gekümmert habe.

Ich googele nach Kliniken mit Physiotherapeuten, die bei uns in der Nähe sind und sich auf Lymphödeme spezialisiert haben. *Ah, da ist ja eine ganz in der Nähe, das Inova Fairfax Hospital.* Ich greife zum Telefon und rufe dort an. Die Arzthelferin gibt mir einen Termin für wenige Tage später.

Am Morgen des 15. Januar benutze ich die Navigations-App *Waze*, um mich zum Inova Fairfax Hospital leiten zu lassen, und fahre in ein Parkhaus. Es gibt keine freien Plätze, also fahre ich bis oben aufs Parkdeck und stelle mein Auto dort ab. Ich steige aus dem Wagen und sehe mich um.

Das kommt mir alles irgendwie bekannt vor …

Ich habe das seltsame Gefühl, schon einmal hier gewesen zu sein, kann mich aber nicht erinnern, wann.

Ich nehme die Treppe ins Erdgeschoss und folge der Beschilderung. Der Weg kommt mir kompliziert vor: rauf und runter, links und rechts. Diese Flure, diese Aufzüge, diese Schilder …

War ich schon mal hier?

Mit jedem Schritt werde ich nervöser, habe das Gefühl, einem Geheimnis auf der Spur zu sein. Ich erreiche den Empfang der Physiotherapiepraxis. Aus dem Nebel der Erinnerungen lösen sich Bilder von diesem Ort, doch ich weiß einfach nicht mehr, weswegen ich schon mal hier war. Nach einer Weile höre ich, wie ich aufgerufen werde. Ich hebe den Kopf und sehe eine Frau in der offenen Tür.

»Meine Güte, Sie sind's!«, ruft sie. »Dabei war ich mir so sicher, Sie nie mehr wiederzusehen.«

Sie kommt mir vage bekannt vor. Irgendwann fällt mir sogar ihr Name wieder ein: Theresa. Als wir den Behandlungsraum betreten, kommt mir auch der vage bekannt vor.

Theresa fragt mich, wie es mir geht und was mich erneut zu ihr führt.

Ich versuche es ihr zu erklären. Ich erzähle ihr von meiner Krankheit und meinen Behandlungen, von meinen Hirntumoren. Ich erzähle ihr, dass ich bis zu diesem Moment keinerlei Erinnerung mehr daran gehabt habe, schon einmal in diesem Krankenhaus gewesen zu sein. Ich sage ihr, dass ich ihr Gesicht wiedererkenne, ihren Namen, aber nicht viel mehr.

Sie lächelt.

»Wir waren alle fest davon überzeugt, das Sie nie mehr wiederkommen werden«, sagt Theresa. »Bei Ihrem letzten Besuch waren Sie so wütend und uneinsichtig. Ich habe dem Team gesagt, dass Sie bestimmt zum letzten Mal hier waren.«

Als ich zusammenzucke, schickt sie rasch hinterher: »Ich bin so froh, dass Sie wieder da sind.«

Die Erinnerungen kehren zurück: Ich weiß wieder, dass ich mit ihr gestritten habe, erinnere mich an meine unverschämte Tirade, an meine Weigerung, auf sie zu hören. Ich erinnere mich, wie ich hier wütend rausgestürmt bin.

Ich entschuldige mich mehrfach. Mein Verhalten ist mir schrecklich peinlich, aber sie beruhigt mich.

»Ich verstehe das schon«, sagt sie freundlich. »Ich hatte schon öfter Patienten, die sich dieser Behandlung verweigern, weil sie sich aus ihrer Sicht nicht richtig anfühlt oder blöd aussieht. Sie ziehen es vor zu leiden.« Sie wirft einen Blick auf meinen Arm. »Also, an die Arbeit!«

Ich melde mich für zwölf Physiotherapiestunden an, und in den nächsten zwei Monaten halte ich mich genau an ihre Anweisungen. Ich lerne, wie ich meinen Arm bandagieren muss, und bestelle die spezielle Kompressionskleidung, die ich brauche. Ich mache alles genau so, wie sie es mir sagt, und der Zustand meines Arms verbessert sich gravierend. Eines Tages sagt mir Theresa grinsend, ich sei »die Patientin mit den größten Fortschritten«.

Während wir an meinem Genesungsprozess arbeiten, freunde ich mich richtig mit Theresa und ihren Kolleginnen an. Als meine Stunden schließlich vorbei sind, haben Theresa und ich bei der Umarmung beide Tränen in den Augen.

Ich erinnere mich jetzt auch wieder an andere Dinge, die in besagtem Zeitraum vorgefallen sind, wenn auch nur verschwommen. Mir fällt die Begegnung mit dem jungen Kammerjäger wieder ein – wie ich ihn wütend rausgeworfen habe, als er mir nicht sagen konnte, welche Stoffe die von ihm verwendeten chemischen Sprays enthalten. Ich erinnere mich an den Tag, an dem ich mich in unserem Viertel verlaufen und mir in die Hose gemacht habe.

Außerdem sind mir Pfifferlinge für immer verleidet. Einst waren sie meine Lieblingspilze, ja sogar eine meiner Leibspeisen. Sie waren ein emotionales Bindeglied zu Polen, eine herausragende Kindheitserinnerung. Heute kann ich kaum noch ihren Namen aussprechen, ohne dass mich das sofort zu diesem schrecklichen Tag im Park zurückbringt, fast schon eine traumatische Reaktion abruft – und zwar nicht nur bei mir, sondern bei meiner ganzen Familie. Als ich später begreife, dass mein Verhalten an diesem Tag Teil meines Nervenzusammenbruchs war, assoziiere ich Pfifferlinge nur noch damit, den Verstand zu verlieren. Ich habe Angst, dass es wieder passiert – eine Angst, die mich täglich begleitet.

Fast ein Jahr nach dem Vorfall ringt sich Mirek dazu durch, mir zu erzählen, dass Kasia und er an besagtem Morgen ohnehin schon überlegt hätten, dass man mich die zwölf Kilometer in diesem Park nicht gefahrlos allein laufen lassen könne. Aber als ich darauf bestand, dass es mir gut geht, hatten sie gute Gründe, mir zu glauben: Sechs Wochen nach meiner Operation im Januar 2015, bei der mir der Hirntumor entfernt worden war, der meine Sehfähigkeit beeinträchtigte, hatte ich Bestrahlungen bekommen, die alle noch verbliebenen Krebszellen um das Operationsgebiet sowie die beiden Tumoren vernichtet hatten. Und schon am nächsten Tag waren Mirek und ich zwölf Stunden von Washington nach Hawaii geflogen, wo wir dreihundertzwanzig Kilometer mit dem Rad zurücklegten und ich an einem Fünfkilometerlauf teilnahm.

Vor dieser langen Reise hatten wir Dr. Aizer, meinen Radioonkologen am Brigham, gefragt, ob das in Ordnung gehe. »Aber natürlich! Genießen Sie es!«, hatte er gesagt. Und er hatte recht: Unser ehrgeiziger Urlaub hatte keinerlei negative Nachwirkungen gehabt. Und nur wenige Wochen später war ich zum Skifahren in New England gewesen – auch das ohne jedes Problem. So etwas ist einfach typisch für mich. 2010, noch während der Chemotherapie gegen Brustkrebs, war ich in Colorado Abfahrtskilaufen, und zwar auf über viertausend Meter Höhe, während ein Helm meinen kahlen Kopf verbarg und der eine Arm vom Lymphödem dermaßen geschwollen war, dass ich den Skistock kaum halten konnte.

Bei dieser persönlichen Vorgeschichte wäre ich nie auf die Idee gekommen, nach dem CyberKnife-Eingriff eine Pause einzulegen. Und meine Familie glaubte mir, als ich beteuerte, dass ich mich kräftig genug fühle. Für uns alle galt: Ein Marsch durch den Park ist bloß ein Marsch durch den Park, mehr nicht.

Heute sagt Kasia, dass alle so verzweifelt daran glauben wollten, dass es mir gut geht, dass ich nicht sterben werde, dass sogar sie als Ärztin beschloss, ihre Bedenken zu ignorieren. »Wir haben uns so sehr gewünscht, wieder zur Normalität zurückzukehren!«, sagt sie.

Familien, die nicht so fitnessbesessen sind wie die unsere, werden die Entscheidung, an diesem Tag intensiv im Wald zu trainieren, vermutlich für verrückt halten. Aber für uns war das anders. Dass ich darauf bestand zu trainieren, passte einfach zu meiner energischen Persönlichkeit und meiner Rolle innerhalb der Familie als Anführerin. Ich bin damals schließlich nicht eine ganz andere geworden –

im Gegenteil: Ich habe darauf bestanden, ich selbst zu bleiben – trotz Krebs und trotz Bestrahlung.

Meine Kinder und Cheyenne sagen heute, dass sie es bereuen, mich mit dem Auto auf die Suche nach Mirek und den Pfifferlingen geschickt zu haben. Sie hätten darauf bestehen sollen, selbst zu fahren. Aber ich war damals dermaßen aufgebracht, dass sie mir aus Angst vor einer weiteren Eskalation lieber nicht widersprachen. »Solange du nicht auf den Highway fährst und solange die Straße im Park mehr oder weniger autofrei ist, wird es schon klappen, hab ich mir gedacht«, gesteht Witek.

Er weiß noch, dass seine größte Sorge die war, seine Mutter könnte sich von nun an immer so unangenehm verhalten. Ja, schlimmer noch, er hatte Angst, diese lieblose Persönlichkeitsvariante könnte die letzte sein, mit der sie vor meinem Tod zusammenleben müssten.

Wie viele Familien, die von psychischen Erkrankungen betroffen sind, hat sich auch unsere schwergetan, mit der neuen Realität zurechtzukommen. Keine einfache Anpassungsleistung, wie mein Mann und die Kinder während meiner psychischen Störung feststellen mussten. Es war hart für sie, Zeuge meiner Persönlichkeitsveränderungen zu werden – zumal ich darauf beharrte, alles sei bestens. Selbst als sich die Veränderungen nicht mehr ignorieren ließen, leugnete sie mein Familie, ganz einfach weil die neue Realität dermaßen verstörend war. Es tat ihnen weh, dass ihre Mutter oder Ehefrau nicht mehr so funktionierte, wie sie das gewohnt waren. Hätte man akzeptiert, dass alles anders ist, hätte das auch bedeutet, sich als Familie neu aufstellen zu müssen. Dann hätte jemand anders an meine Stelle treten und die Führungsrolle übernehmen müssen. Doch wer hätte mir das bitte schön beibringen sollen? Wer hätte mich meiner Verantwortung entbinden und mich ersetzen sollen? Was, wenn ich mich weigerte? Durfte man mich dann dazu zwingen?

Niemand in meiner Familie wollte, dass sich unser glückliches Leben ändert. Deshalb haben wir uns alle geweigert, das volle Ausmaß meiner Krankheit anzuerkennen. Triathlontraining! Pilze sammeln! Genau das lieben wir, also auf in den Park! So als hätte ich nicht gerade erst erfahren, dass ich vielleicht sterben muss. Man könnte einwenden, dass dieses Training Stress abgebaut hat, was sicherlich auch der Fall war. Aber das war nicht der Hauptgrund für unseren damaligen Ausflug: Wir wollten einfach nur tun, was wir immer tun – und nicht wahrhaben, dass sich etwas geändert hatte.

Wenn ein geliebter Mensch plötzlich umkippt und halbseitig gelähmt ist, dürften die meisten von uns einen Schlaganfall vermuten und sofort den Notarzt rufen. Akute Symptome wie diese sind leicht zu erkennen. Verhaltensänderungen hingegen sind deutlich schwieriger festzustellen und als alarmierend oder gravierend einzustufen. Vor allem, wenn sie sich schleichend vollziehen wie ein schrittweiser Gedächtnisverlust oder das langsame Nachlassen von körperlichen Fähigkeiten. »Mom wird einfach bloß älter«, reden wir uns ein. »Klar wird sie vergesslich. Ihre Gelenke schmerzen, deshalb ist sie nicht mehr so gut gelaunt und liebevoll.« Es kann sehr schwer sein, sich einzugestehen, dass Persönlichkeitsveränderungen, wie sie sich bei mir gezeigt haben – Wut und Reizbarkeit, Enthemmtheit und fehlendes Mitgefühl –, ein Hinweis auf schwerwiegende physische Probleme im Gehirn sein können und dass man deshalb einen Arzt hinzuziehen sollte.

Als ich im Park einen Wutanfall bekam, merkte meine Familie sehr wohl, dass irgendwas absolut nicht stimmt. Gleichzeitig hatte sie das Gefühl, nur wenig dagegen ausrichten zu können. Ich war müde und schlecht gelaunt, eine Karikatur meiner üblichen Persönlichkeit – aber auch wieder nicht so extrem, dass sie sich ernsthaft Sorgen gemacht hätte. Meine Angehörigen baten mich, mich nicht so aufzuregen. Aber habe ich auf sie gehört? An besagtem Abend war ich diejenige, die das Familienessen kochte, obwohl klar war, dass mir das extrem schwerfiel, dass ich mich nicht einmal mehr in meiner eigenen Küche zurechtfand: Ganz einfach, weil das meine Rolle war und ich keineswegs vorhatte, sie abzugeben.

ELF

Überlebt!

Obwohl ich mich jahrelang mit Hirnerkrankungen beschäftigt habe, merke ich zum ersten Mal in meinem Leben, wie zutiefst verstörend es ist, ein Gehirn zu haben, das nicht richtig funktioniert. Je mehr ich mich an die Tage und Wochen meiner vorübergehenden Verrücktheit zurückerinnere, desto größer wird meine Angst, ich könnte erneut den Verstand verlieren. Vielleicht ist Verrücktheit nicht der richtige Begriff, um meinen damaligen Zustand zu beschreiben. »Verrückt« ist schließlich keine offizielle Diagnose, sondern nur ein umgangssprachlich verwendetes Wort, das geistige Instabilität, Wahnsinn, ja ein aggressives, wirres Verhalten bezeichnet. Stattdessen gehe ich vielmehr davon aus, dass ich mehrere Symptome gezeigt habe, die auf eine ganze Bandbreite von psychischen Erkrankungen zutreffen. Mit anderen Worten: Ich habe den Wahnsinn gestreift.

Und bin wieder zur Vernunft gekommen.

Nach all den Jahren der Erforschung von psychischen Erkrankungen bin ich fest davon überzeugt, dass mir erst meine eigene Leidenserfahrung gezeigt hat, wie das Gehirn arbeitet – und wie extrem beängstigend es ist, wenn das eigene Gehirn versagt. Ich konnte hautnah miterleben, wie

Furcht einflößend es ist, in einer Welt zu leben, die überhaupt keinen Sinn ergibt, in der keinerlei Logik herrscht, weil Vergangenes sofort wieder vergessen ist und sich Zukünftiges weder planen noch vorhersehen lässt. Das hat zur Folge, dass ich mich von nun an mit meinem eigenen Gehirn beschäftige. Ständig stelle ich mich auf die Probe, um zu kontrollieren, ob ich erneut Ausfallerscheinungen habe. Ich löse Rechenaufgaben, versuche mir Termine zu merken und schaue lieber zweimal nach, ob ich nicht etwas übersehen oder vergessen habe. Ich trainiere meinen Verstand, als würde ich mich auf einen Marathon vorbereiten: Ich versuche wissbegieriger, kritischer, schlauer und logischer zu sein, um die Schwächen auszubügeln, die mir unter Umständen geblieben sind. Ganz einfach, weil ich in der ständigen Angst lebe, wieder verrückt zu werden.

Um mich an meine Erfahrungen erinnern zu können, schreibe ich wie besessen alles auf. Ich verspüre den überwältigenden Drang, meine Erlebnisse mit anderen zu teilen. Auf diese Weise stelle ich mich meinen Ängsten und kann vielleicht auch helfen, die anderer zu lindern. Ich bin wie besessen davon.

Am 13. März 2016, etwas über ein Jahr nachdem erstmals ein metastasiertes Melanom bei mir diagnostiziert wurde, veröffentlicht die *New York Times* meinen Essay »*The Neuroscientist Who Lost Her Mind* – Die Hirnforscherin, die den Verstand verlor«[35]. Die Reaktionen darauf lassen nicht lange auf sich warten: Sie sind überwältigend. Ich bekomme über zweihundert E-Mails von Menschen aus aller Welt, die mir dafür danken, so aufrichtig von meinen Erfahrungen mit einer psychischen Erkrankung berichtet zu haben. Mein Text ist der Artikel aus der *New York Times*, der in der Woche seiner Veröffentlichung am häufigsten weitergeleitet wird. Viele Betroffene und ihre Angehörigen schreiben mir. Ärzte, die auf diesem Gebiet arbeiten, danken mir, dass ich dieses Thema näher beleuchtet habe. Dr. Thomas R. Insel, ein ehemaliger Direktor des NIMH, schreibt mir: »Sie haben etwas sehr Wichtiges für Menschen mit schweren psychischen Erkrankungen getan, denen man ihre Verletzung nicht ansieht. Sie haben uns nicht nur alle daran erinnert, dass psychische Erkrankungen Krankheiten des Gehirns sind, sondern auch daran, dass man nie die Hoffnung verlieren darf. Menschen erholen sich.«

Was genau an meinem Artikel hat bei so vielen Menschen einen Nerv getroffen?

Gehirne faszinieren uns wegen ihrer Komplexität und der Geheimnisse, die sie nach wie vor enthalten. Alles, was wir träumen, denken, fühlen und tun – alles also, was unsere Persönlichkeit ausmacht –, kommt vom Gehirn. Wir *sind* unsere Gehirne. Es ist beängstigend, wenn der Verstand aufgrund einer Krankheit oder aufgrund des Alterungsprozesses nachlässt, wenn wir das verlieren, was uns und den Menschen, die uns nahestehen, am wichtigsten ist, nämlich unsere Persönlichkeit. Die Menschen sind ganz wild darauf, mehr über den Verstand und psychische Erkrankungen zu erfahren, die wir hoffentlich eines Tages erklären und auch heilen können.

Im April 2016 finde ich einen unscheinbaren Brief in der Post. Als ich ihn öffne, staune ich, dass ich einen bemerkenswerten, einst unvorstellbaren neuen Titel trage: *Krebsüberlebende*. Am 6. Mai 2016 organisiert das Lombardi Comprehensive Cancer Center sein alljährliches Essen für Melanom-Überlebende, und auch ich gehöre zu den Gästen, die Dr. Atkins und sein Team eingeladen haben.

Überlebende. Bin ich eine Überlebende? Die müssen sich geirrt haben. Ich bin nicht geheilt. Das Einzige, was man behaupten kann, ist, dass ich derzeit keine Krebssymptome mehr habe. Gut, auch sechzehn Monate nach meiner Diagnose bin ich noch am Leben, was an und für sich schon ein Wunder ist, wenn man an die gruselige Prognose zurückdenkt: vier bis sieben Monate. Dennoch habe ich nach wie vor am ganzen Körper Ausschlag. Und wer weiß, wie viele Krebszellen noch unerkannt in meinem Inneren lauern und nur drauf warten, sich zu Tumoren zu entwickeln?

Aber da ist er, der offizielle Brief, die kostbarste und erstaunlichste Ehre, die mir je zuteilwurde.

Was heißt das, eine Überlebende sein? Was bedeutet es, in diesen exklusiven Klub aufgenommen worden zu sein?

In den Tagen vor dem Event stelle ich mir viele Fragen zu meiner neuen Identität. Ich bin neugierig, was das wirklich bedeutet. Im Grunde ist ein Überlebender jemand, der schwer krank war, aber nicht tot ist – zumindest noch nicht. Keine schlechte Beschreibung angesichts der Alternative, aber auch nicht wirklich zufriedenstellend. Vielleicht schließt »Überlebender« auch alle mit ein, die derzeit keine sichtbaren Symptome dieser Krankheit aufweisen. Ich selbst empfinde diese Definition als zu vage, als zu sehr abhängig von der Genauigkeit moderner Diagnostikinstrumente. Melanomzellen können jahrelang inaktiv im Körper schlummern, sich Zeit lassen und erst dann bemerkbar machen, wenn sie am besten zuschlagen und rasch töten können.

Eine Überlebende sein ist eine schwierige Kategorie, wenn es einfach nur bedeutet, dass man den Krebs zum Zeitpunkt der Versendung dieser Essenseinladung mit den aktuell zur Verfügung stehenden Mitteln nicht feststellen konnte.

Ich googele die allgemeine Definition des Wortes und erfahre, dass *Überlebender* jemanden bezeichnet, der ein Unglück oder eine Katastrophe überlebt hat, der durchhält und weiterhin funktionstüchtig beziehungsweise einsetzbar ist. Das klingt in meinen Ohren deutlich inspirierender – vor allem Letzteres, »funktionstüchtig und einsetzbar«.

Bin ich funktionstüchtig und einsetzbar? Was ist mit den anderen Teilnehmern? Wie ausgeprägt sind ihre Einschränkungen? Sind sie noch funktionstüchtig und einsetzbar?

Ich beginne darüber nachzugrübeln, mein Leben auf diese beiden Aspekte hin zu überprüfen – alles, was ich getan und erreicht habe, im Positiven wie im Negativen. Ich denke an die Menschen, die ich liebe, vor allem an die beiden, die ich auf diese Welt gebracht und großgezogen habe: Kasia und Witek. Bin ich ein erfolgreicher Mensch? Was habe ich erreicht? Bewerte ich mein Leben anhand meiner Karriere, anhand der Hunderten von wissenschaftlichen Vorträgen, die ich gehalten, und von den Artikeln, die ich veröffentlicht habe? Oder besteht mein eigentlicher Erfolg in meiner Liebe zu meiner Familie, die ihrerseits in den dunkelsten, tragischen Stunden zu mir gehalten hat? Ich denke an meine fröhlichen, immer noch wahnsinnig unschuldigen Enkel Sebastian und Lucian, die jedes Mal schon auf der Veranda warten, um ihre sie liebende *babcia* willkommen zu heißen.

Aber ich habe auch versagt: Ich empfinde nach wie vor Schuldgefühle und Bedauern darüber, dass meine erste Ehe gescheitert ist, dass ich meinem ersten Mann nicht in seinem vergeblichen Kampf gegen sein Melanom beigestanden habe. Und was ist mit meinem heutigen Ich? Bin ich funktionstüchtig? Einsetzbar?

Der Tag, an dem das Essen stattfinden soll, ist trüb, regnerisch und kalt. Ich weiß nicht recht, ob ich wirklich dorthin, unter für mich wildfremde Leute gehen will. Leute, die kurz davorstanden – oder noch immer stehen – zu sterben. Doch ich überwinde meine Bedenken und fahre mit Mirek, Witek und Cheyenne los.

Mehr als siebzig Personen drängen sich in einem Konferenzraum des Georgetown University Hospital: Dr. Atkins und andere Ärzte, Krankenschwestern sowie etwa dreißig Melanompatienten und ihre Angehörigen. Viele der Gesichter kommen mir von meinen Besuchen im Cancer Center bekannt vor, auch wenn ich damals in der Regel keine Ahnung hatte, dass sie ebenfalls an einem Melanom litten. Heute sehen alle gesund aus, und alle tragen ein Lächeln im Gesicht.

Die Überlebenden sind zwischen Ende dreißig und über achtzig Jahre alt, die meisten dürften allerdings wie ich um die sechzig sein. Und fast alle können es kaum erwarten, ihre Geschichte zu erzählen, ihre Symptome, die Diagnose, die Behandlung zu schildern. Wie Soldaten, die lebendig und noch völlig erschüttert aus einer Schlacht zurückgekehrt sind, tauschen sie sich ungehemmt mit Kameraden aus, die ähnliche Gräuel durchlebt haben – die Einzigen, die sie wirklich verstehen können.

Eine Frau erzählt uns, dass bei ihr vor fünfzehn Jahren ein Melanom im Frühstadium diagnostiziert wurde. Leider hat es in den letzten Jahren gestreut, auch in die Wirbelsäule. Die Immuntherapie hat ihr das Leben gerettet, aber sie hat Schwierigkeiten mit dem Gehen. Sie ist Trägerin eines Wildtyps, hat also keine Mutation des melanombezogenen BRAF-Gens wie ich. Daher kommt die zielgerichtete Krebsbehandlung, die ich erhalten habe, für sie nicht infrage. Sie erzählt ihre Geschichte mit einem Lächeln, während ihr Mann ihre Hand hält.

Bei einem hochgewachsenen Herrn um die siebzig, einem pensionierten Arzt, wurde vor sechs Jahren ein weit fortgeschrittenes Melanom diagnostiziert. Es zeigte sich nicht zuerst auf der Haut – was ungewöhnlich, aber nicht unbekannt ist –, sondern griff ihn stattdessen aus dem Inneren seines Körpers an. Er lächelt, als er beschreibt, wie er vom Georgetown-Team gerettet wurde und wie gut es ihm heute geht.

Ein kräftiger, gesund wirkender Gentleman im selben Alter gibt damit an, wie viele Biere er unter der Woche (über zwanzig) und am Wochenende (über dreißig) schafft. Anschließend erzählt er von seinen heiß geliebten Pferden und Hühnern auf der Südstaatenfarm, auf der er lebt. Er hat verschiedene brutale Behandlungen wegen eines weit fortgeschrittenen Melanoms hinter sich gebracht, manche ohne nennenswerten Erfolg. Aber die letzte Immuntherapie hat bei ihm angeschlagen, auch wenn er eine weitere Krebsart entwickelt hat. Nichtsdestotrotz, sagt er, freue er sich aufs Reiten und Trinken.

Ein Paar am anderen Ende unseres Tisches ist extra aus Florida angereist, wohin es erst wenige Wochen vor der Melanomdiagnose der Frau gezogen war, um den Ruhestand zu genießen. Die Ärzte in Florida sagten der Frau, dass sie bald sterben werde und dass es keine erfolgversprechende Behandlungsoptionen gebe. Doch dann sei sie auf die Immuntherapiestudie am Georgetown gestoßen, die sich bisher als erfolgreich erwiesen hat. Jetzt fahren sie und ihr Mann alle paar Monate zum Lombardi Center zu Kontrolluntersuchungen und Scans, um dann wieder zum Golfen in die Sonne Floridas zurückzukehren.

Wir schauen uns zwei kurze Videos über erfolgreiche Fälle an – noch mehr Überlebende. Eine Frau in den Vierzigern beschreibt, wie ein großer Tumor an ihrem Oberschenkel entdeckt wurde, der sich als Melanom herausstellte. Ihr Arzt sagte ihren baldigen Tod voraus. Während sie ihre Geschichte erzählt, kichern ihre noch kleinen Töchter und ein Stiefsohn, spielen und umarmen sie immer wieder. Die Frau hinkt leicht und lächelt schüchtern in die Kamera.

Ein Mann weit über achtzig hat einen Angst einflößend großen Tumor auf seiner Glatze entwickelt. Nach der Immuntherapie, so sagt er, sei sein Tumor verschwunden, als hätte man ihn einfach weggezaubert.

Während wir uns unter die Gäste mischen, entdecke ich die für Dr. Atkins arbeitende Krankenschwester Bridget, die ich kennenlernte, als ich vor einem Jahr mit der klinischen Studie begann. Sie beglückwünscht mich zu meinem gesunden Aussehen.

»Können Sie sich noch daran erinnern, wie Sie sich alle in Dr. Atkins' Büro um mich geschart haben, um mir die schreckliche Nachricht zu überbringen, dass mein Tumor gewachsen ist und auf mein Gehirn drückt?«, frage ich sie. »Dass kaum noch Hoffnung besteht? Und dass Sie dann angefangen haben zu weinen?«

»Das werde ich nie vergessen«, erwidert sie. »Es tut mir so leid, dass ich geweint habe. Ich hätte das Büro verlassen müssen.«

»Auf gar keinen Fall!«, sage ich. »Das war nur menschlich und hat mir seltsamerweise Kraft gegeben. Weil ich gesehen habe, dass Menschen Anteil nehmen, Mitgefühl haben und traurig sein werden, wenn ich einmal sterbe. Der Mensch ist nun mal ein soziales Tier. Wir sollten Mitgefühl füreinander haben und umeinander weinen. Es ist nichts Schlimmes dabei, seine Gefühle zu zeigen. Ich wünschte, das würde öfter passieren.«

Ich unterhalte mich kurz mit der Ehefrau eines Überlebenden. Ihr Mann, Großvater von acht Monate alten Zwillingen, hatte Tumoren, die nach der Immuntherapie rasch verschwanden. Sie erzählt mir, wie glücklich sie ist, dass er noch die Möglichkeit hat, die Zwillinge kennenzulernen und seine Großvaterrolle zu genießen. »Er ist so ein Optimist«, sagt sie. »Ich habe gesehen, wie sehr er unter den Nebenwirkungen der Medikamente gelitten hat. Er ist fast daran gestorben und hat sich doch kein einziges Mal darüber beschwert.«

Dr. Atkins hält einen kurzen Vortrag über die Immuntherapie, mit der wir Überlebenden behandelt worden sind. Die klinische Immuntherapie-Studie ist sehr erfolgreich verlaufen, berichtet er. Der Großteil von uns habe noch viele Jahre vor sich. Und nur ein einziger Patient sei während der Studie gestorben, fügt er hinzu.

»Noch vor wenigen Jahren hätte es so ein Essen nie gegeben«, sagt Dr. Atkins. »Dann hätten Patienten wie Sie vermutlich nicht so lange überlebt.« Seine Worte werden von manchen Leuten im Raum als brutal empfunden, aber er sagt nur die Wahrheit: Gäbe es die von ihm verabreichte Immuntherapie nicht, würde ich heute bestimmt nicht mehr leben. Dasselbe gilt für viele der hier Versammelten. Vor dieser wundersamen neuen Behandlungsmethode gab es für Patienten mit einem weit fortgeschrittenen Melanom keine Überlebenschancen. Die Immuntherapie wirkt tatsächlich Wunder – nicht nur bei Melanomen, sondern auch bei anderen Krebsarten. Noch funktioniert sie nicht bei jedem, gut möglich, dass sie auch nicht für immer funktioniert – vielleicht nur bei Patienten, die ganz besonders großes Glück haben. Aber sie funktioniert. Wir Überlebende eines weit fortgeschrittenen Melanoms sind der lebende Beweis dafür.

Als Dr. Atkins geendet hat, haben wir viele Fragen. Überwiegend zu unserem eigenen Schicksal natürlich. Wie können wir uns sicher sein, dass die Krankheit nicht mehr zurückkommt? – »Es gibt keine Garantie. Sie werden häufig zu Kontrolluntersuchungen kommen müssen«, sagt er. – Da ein Melanom auch erblich bedingt sein kann – wie ist es möglich, unsere Kinder zu schützen? – »Derzeit können wir nicht mehr tun als unsere Kinder vor Sonneneinstrahlung schützen und darauf achten, dass sie stets mit Sonnencreme eingeschmiert sind«, rät er uns. – Können eine positive Einstellung und ein starker Wille das Überleben beeinflussen? – »Vielleicht«, sagt Dr. Atkins. »Schaden kann es jedenfalls nicht. Wir wissen noch nicht sehr viel über den Einfluss des Willens auf das Überleben.« – Wie können andere Melanompatienten – also solche, die nicht das Glück hatten, an dieser klinischen Studie teilnehmen zu dürfen – sich die extrem teure Immuntherapie leisten? – »Darauf haben wir noch keine Antwort«, sagt er. »Das hängt natürlich auch von der jeweiligen Krankenversicherung ab.« – Wie können Patienten mit den heftigen, manchmal sogar lebensbedrohlichen Nebenwirkungen dieser Behandlung umgehen? – »Wir versuchen, so viel Know-how wie möglich von anderen medizinischen Disziplinen einzuholen, um mit den Nebenwirkungen fertigzuwerden. Aber manchmal kann nur unzureichend geholfen werden«, sagt er.

Ein Fotograf macht Bilder von uns allen zusammen mit Dr. Atkins und seinem Team. Es fühlt sich an wie ein Schulabschlussfoto: Wir haben bestanden. Wir sind nach wie vor funktionstüchtig und einsetzbar. Wir sind tatsächlich Überlebende.

Ende Mai 2016, nachdem mehrere Scans keine neuen Tumoren gezeigt haben, stelle ich die Einnahme von Trametinib ein. Das ist eine Riesenerleichterung – aber auch Anlass zu großer Sorge. Der schreckliche Ausschlag, an dem ich ständig gelitten habe, verschwindet beinahe sofort, und ich fühle mich besser. Doch was wird jetzt in meinem Schädelinnern passieren, wo ich den Wirkstoff nicht mehr einnehme? Werden die Tumoren zurückkehren und mich erneut angreifen? Dr. Atkins geht davon aus, dass sämtliche Melanomzellen in meinem Körper vernichtet wurden und aufgehört haben zu streuen – sich also nicht mehr über das Blut in meinem Körper ausbreiten. Es ist beruhigend zu hören, dass mein Krebs vielleicht endgültig besiegt worden ist. Aber ohne die Medikamente fühle ich mich wie ein Wildwasser-Kajakfahrer ohne Rettungsweste.

Ende Juli 2016, nach mehreren Monaten ohne Behandlung, taucht ein neuer Tumor auf. Er sitzt in meinem Cerebellum, dem Kleinhirn, also in jener Region, die bewusste

Bewegungsabläufe steuert. Aber er ist so klein, dass er keine Symptome hervorruft. Wenige Wochen später wird er mit dem CyberKnife entfernt.

Während des Sommers 2016 werde ich langsam wieder die Alte. Ich laufe, schwimme und fahre Rad, reise mit Mirek zu meinen Angehörigen. Es tut gut, einmal rauszukommen, nicht mehr die schwer kranke Mutter und Schwester zu sein, die so oft wie möglich besucht werden muss – ohne zu wissen, ob es das letzte Mal sein wird.

Doch obwohl ich zu dem Zeitpunkt tumorfrei bin, braut sich eine weitere Katastrophe in meinem Kopf zusammen: Hirngewebsnekrose, eine verzögerte und möglicherweise tödliche Nebenwirkung der Bestrahlung. Zur Nekrose kommt es, wenn sich nach der Bestrahlung totes Gewebe am Ort des Tumors ansammelt und das umgebende Gewebe nicht heilt. Das kommt bei Krebspatienten heute öfter vor als früher, und zwar wegen des vermehrten Einsatzes von stereotaktischer Radiochirurgie (SRS) und CyberKnife-Eingriffen in Kombination mit einer Immuntherapie. Die beiden Methoden ergänzen sich, wenn es darum geht, die Tumoren zu zerstören – aber sie zerstören eben auch gesundes Gewebe.

Die Symptome einer Hirngewebsnekrose können erst ein Jahr oder sogar noch später nach der Bestrahlung auftreten. Bei mir ist es vierzehn Monate her, dass ich wegen meiner Tumoren bestrahlt wurde. So gesehen bin ich »pünktlich«, als Ende August 2016 der Ort des größten Tumors in meinem frontalen Cortex anfängt verrücktzuspielen.

Als ich mich auf eine dreitägige Wanderung mit meiner Schwester Maria in den White Mountains in New Hampshire vorbereite, bemerke ich einen blinden Fleck im oberen Gesichtsfeld meines linken Auges. Zunächst beachte ich ihn nicht weiter. Vielleicht der Beginn von grauem Star? Ich versuche es zu verdrängen. Aber innerhalb weniger Tage verschlechtert sich die Sehfähigkeit meines linken Auges dramatisch, ganz so, als senkte sich ein Vorhang herab. Es wird einfach von Tag zu Tag schlimmer. Mein Arzt ordnet eine Not-MRT von meinem Gehirn und meinen Augäpfeln an. Die Scans bestätigen, was wir bereits befürchtet haben: Das Problem ist weniger mein Auge, sondern der Sehnerv. Nachwirkungen der Bestrahlung meines Tumors im frontalen Cortex, der sich sehr nah an meinem linken Sehnerv befand, haben diesen Nerv zerstört. Bei mir wird eine irreversible optische Neuropathie diagnostiziert, mit vollkommener Erblindung auf dem linken Auge. Es gibt keine Heilung. Ich werde lernen müssen, mit nur noch einem Auge zu leben.

Zwei Tage später fliege ich nach Boston, um meine Schwester zu treffen. Im letzten Augenblick beschließe ich, Trekkingstöcke zu kaufen, falls ich Gleichgewichtsprobleme während unserer Wanderung bekommen sollte. Sie sind sehr leicht und bequem und stellen sich bei unserer anspruchsvollen Tour als lebensrettend heraus.

Wir wandern den felsigen, steilen Mount Washington hinauf. Jetzt, wo ich auf dem linken Auge blind bin, kann ich nicht mehr dreidimensional sehen. Zu Beginn der Wanderung tue ich mich äußerst schwer, die Steigung richtig einzuschätzen, und stürze häufig. Ich habe Probleme mit dem Klettern, bergab ist es noch schlimmer. Ich knicke immer wieder um und stolpere. Aber innerhalb kürzester Zeit passe ich mich an. Ebenso erfolgreich wie beglückt beenden wir die geplante Bergtour.

Wieder zu Hause in Virginia, muss ich jede Menge neu lernen. Wie man rennt, ohne zu stolpern – oft kehre ich von meinen täglichen Läufen mit zerschrammten Knien und Handballen zurück. Wie man mit nur einem Auge sicher Rad fährt – ich montiere einen Seitenspiegel an mein Fahrrad, damit ich links nicht irgendwo reinfahre. Wie man in meiner neuen unsymmetrischen Welt tippt und liest. Wie man Auto fährt – ich drehe den Kopf vor jedem Spurwechsel immer so weit, dass Mirek witzelt, ich sähe aus wie eine Eule. Ich lerne auch Ski zu fahren, ohne dreidimensional sehen zu können. Statt extremer Abfahrten nehme ich jetzt nur noch die als »schwierig« deklarierten. Zum Glück ist das Schwimmen kein Problem. Ich kann nur auf Wasser treffen und orientiere mich einfach am Streifen auf dem Boden des Beckens.

Es dauert eine Zeit, aber mein Gedächtnis kehrt zurück – erst recht, als ich im Frühling 2016 mit dem Schreiben dieses Buches beginne. Während ich über meine zweimonatige Odyssee in den Wahnsinn nachdenke und versuche zu rekonstruieren, was genau passiert ist, fallen mir immer mehr Details ein, oft ganze Szenen.

Aber wenn ich meine Familie dazu befrage, um die Lücken zu schließen, will in der Regel niemand darüber reden. Meist sagen sie, sie könnten sich nicht mehr daran erinnern, und vermutlich ist das sogar die Wahrheit. Es ist zu traumatisch für sie, das alles noch einmal zu durchleben. Ganz so, als wollten sie diese unfreundliche Version meiner selbst lieber nicht wieder zum Leben erwecken.

Im Frühling 2017 fragt Kasia Sebastian, ob er noch weiß, wie gemein ich damals zu ihm war. Das Ganze ist jetzt zwei Jahre her, und Sebastian ist inzwischen zehn. Er ist zu einem großen dünnen Jungen mit enormem Lauftalent herangewachsen. Er sagt seiner Mutter, er wisse gar nicht, wovon sie rede. Er kann sich an nichts mehr erinnern.

Ehrlich gesagt fällt es auch mir nicht leicht, diese Szenen wieder vor meinem inneren Auge heraufzubeschwören. Es ist mir immer noch peinlich, wie ich Theresa in meiner ersten Physiotherapiesitzung behandelt habe – auch wenn ich nichts dafür konnte und sie mir sofort vergeben hat. Ich zucke innerlich zusammen, wenn ich daran denke, wie ich mich Sebastian, Kasia und Witek gegenüber benommen habe – und vor allem Mirek gegenüber. Ich leide nach wie vor unter dem Trauma, ich könnte eines Tages wieder ohne jede Vorwarnung verbal auf ihn losgehen, zu einer solchen Unsympathin werden, dass die Leute nur noch einen großen Bogen um mich machen wollen. Die Sorge, ich könnte erneut nicht mehr in der Lage sein, mein Verhalten zu kontrollieren, ja es könnten womöglich sogar noch mehr Unvorhersehbarkeiten in mir lauern, verlässt mich nicht mehr. Sie gehört jetzt zu meinem neuen Ich.

Lange nach dem Dokumentarfilm über Nina Simone und lange nach Eröffnung des Supermarkts zittere ich noch immer bei der Erinnerung an diese Lichter und den Lärm, die laute Musik, das grelle Weiß des Lebens und die schwarzen Gespenster des Todes. Während dieses emotionalen Films bin ich von Todesgedanken überfallen worden wie von einem hungrigen Tiger. Im Laufe dieser ganzen Katastrophe hatte ich nie bewusst Angst zu sterben, betrachtete den Tod eher als eine Art sehr langen Schlaf, als Abwesenheit von Albträumen. Aber auch als Abwesenheit von Freude, als vollkommene Leere Im Rückblick staune ich, wie ruhig und gefasst ich trotz all der Nahtoderfahrungen geblieben bin. Dass ich oft gar nicht richtig mitbekommen habe, was mit mir los war, war auch eine Art Selbstschutz, da bin ich mir sicher. Aber in den seltenen Momenten, als ich darüber nachdachte, unter Umständen bald sterben zu müssen, war mir bewusst, dass ich ein erfülltes Leben gehabt habe. Und diese Erkenntnis hat mir Kraft und inneren Frieden geschenkt. Wie zuvor will ich noch immer leidenschaftlich gern überleben, bin aber gleichzeitig auch bereit zu sterben.

Ich mache mir nach wie vor Sorgen um meinen Verstand. Mein Gehirn wird nie mehr so sein wie vorher. Es ist von Tumoren verletzt, bestrahlt und mit Medikamenten angegriffen worden. Es ist vernarbt – im eigentlichen wie im übertragenen Sinn. Und da sich mein Gehirn verändert hat, bin auch ich nicht mehr dieselbe wie noch vor der Krankheit. Doch seltsamerweise fühle ich mich ganz wie ich selbst. Vielleicht hat mein Gehirn seine geschädigten Verbindungen neu gebildet und unter großen Anstrengungen neu verdrahtet, um ihre ursprüngliche Struktur und Funktion wiederherzustellen. Aber vielleicht kann ich die Veränderungen an mir auch einfach nicht wahrnehmen, angesichts meines neuen Normalzustands, meines neuen Ichs, das ich akzeptiert habe. Meine Familie meint, dass die Wahrheit vermutlich irgendwo in der Mitte liegt – mehr werden wir nie erfahren.

Doch in einer Hinsicht bin ich anders als vorher: Ich lebe deutlich bewusster. Ich versuche, an jedem einzelnen Tag einen Sinn in den alltäglichsten Dingen zu sehen. Wenn ich Baumkronen im Wind schwanken sehe, die in unserem Garten verstreuten Blätter der blühenden Büsche, denke ich: *Die Welt ist so schön, ich bin so glücklich, noch leben zu dürfen, obwohl ich längst tot sein könnte.*

In der näheren Zukunft, ja vielleicht solange ich lebe, wird es weitere Hirnscans, weitere Untersuchungen und die jedes Mal damit verbundene Angst geben. Gut möglich, dass es unerwartete, unerwünschte Befunde geben wird, die weitere Behandlungen nach sich ziehen. Ich habe mit einem besonders heimtückischen, bösartigen Gegner zu kämpfen, mit einer Krankheit, die sich nur sehr schwer besiegen lässt. Es fühlt sich an wie ein Ironman-Wettkampf, der neben neuesten wissenschaftlichen Erkenntnissen einen eisernen Willen von Körper und Geist erfordert. Bei diesem Wettkampf renne ich nicht in Richtung Ziellinie, denn es gibt keine. Es gibt weder Medaillen noch Trophäen zu gewinnen, weder Auszeichnungen noch Jubelgeschrei. Sondern nur die tiefe Zufriedenheit darüber, dass ich einen weiteren Tag gelebt und mit den Menschen verbracht habe, die ich liebe.

Epilog

Ich habe mir vorgenommen, an keinen Wettkämpfen mehr teilzunehmen, zumindest nicht in nächster Zeit, um mich ganz auf meine Heilung, meine Familie und meine Arbeit konzentrieren zu können. Aber im Dezember 2016 beschließt unsere Familie, dass wir uns für den Quassy Revolution3 Triathlon in Middlebury, Connecticut, anmelden, ein Wettkampf, der auch unter dem Namen »the Beast of the Northeast« bekannt ist. Er findet jedes Jahr im Juni statt und ist ein ganz besonders hartes Rennen: 112,48 Kilometer, so lang wie ein halber Ironman, mit bergigen Rad- und Laufstrecken sowie mit 1,92 Kilometer Schwimmen in einem eiskalten See. An so etwas Schwieriges hat sich bisher keiner von uns herangewagt.

Zunächst beginne ich nur widerwillig mit der Planung. Ich frage mich, ob ich mir nicht etwas vormache, wenn ich mir einbilde, bei einem solchen Wettkampf mitmachen zu können. Was, wenn ich in den nächsten Monaten neue Tumoren bekomme? Was, wenn mein Gehirn wieder anschwillt? Wie kann ich mir sicher sein, dass ich körperlich ausreichend in Form bin, um das im Juni bewältigen zu können – ja, woher kann ich mir überhaupt sicher sein, dass ich dann noch lebe? Doch ich behalte meine Ängste für mich. Der Rest der Familie ist so begeistert von der Idee, dass wir alle – und ganz besonders ich – unsere Wettkämpfe wiederaufnehmen, dass ich nach ein paar Tagen nachgebe und mit dem Training beginne.

Ich weiß, dass ich den ganzen Triathlon nicht mehr schaffen werde, so wie ich das im Januar 2015 vorhatte, bevor meine Hirntumoren entdeckt wurden. Dafür fehlt es mir schlichtweg an Kraft und Ausdauer. Deshalb beschließen wir, dass drei von uns als Team starten werden, wobei jeder einen anderen Part übernehmen wird: Mirek wird Rad fahren, Jake laufen, und ich werde schwimmen. Meine Enkel, Lucian und Sebastian, sind begeistert von der Idee, am Kindertriathlon teilzunehmen, und Kasia wird den ganzen Quassy Half Ironman durchziehen.

Den Winter 2016 verbringe ich mit Training, ich schwimme viermal die Woche in einem nahe gelegenen Pool, trainiere mehrmals die Woche auf einem Indoor Bike und laufe, um Energie zu gewinnen, insgesamt kräftiger zu werden und zu versuchen, die Form zurückzugewinnen, die ich vor der Katastrophe hatte. Wieder in Form zu kommen ist jedoch deutlich schwieriger, als ich mir das vorgestellt habe. Obwohl ich auch während der Krankheit Sport gemacht, fast täglich lange Spaziergänge unternommen habe und oft gelaufen bin, sind meine Muskeln geschwächt. Ich bin körperlich einfach nicht mehr dieselbe wie vorher. Ich bin nicht mehr so gelenkig, und auch mein Gleichgewichtssinn ist eingeschränkt. Da ich nur noch auf einem Auge etwas sehen kann, bin ich schnell desorientiert – nicht nur in fremden Umgebungen, sondern auch auf vertrauten Wegen bei uns hinterm Haus, wo das Gelände uneben ist und ich über frei liegende Baumwurzeln stolpere.

Trotz meiner Zweifel fahre ich in den nächsten Wochen und Monaten mit meinen täglichen Trainingseinheiten fort. Ich liebe es, meine Laufschuhe zu schnüren und am frühen Morgen zu starten, wenn es noch kühl ist, die Sonne gerade zwischen den Bäumen hervorkommt und die Vögel ihre verrückten Melodien schmettern. Als es Frühling wird, haut mich der schwere Fliederduft beinahe um, sobald ich die Haustür öffne. Von Tag zu Tag kann ich meine Laufdistanz sowie mein Tempo verbessern. Nach solchen Läufen bin ich erschöpft, und mir tut alles weh, aber ich strahle vor Freude und stürze mich begierig auf meinen heißen Kaffee und das Mandelcroissant, mit denen ich mich belohne.

Im Pool liebe ich es, meine Schwimmbrille aufzusetzen, tief ins Wasser einzutauchen und zu schwimmen. Meine Arme pflügen durchs seidige Waser, meine Lunge weitet sich, wenn ich tief Luft hole, und meine rhythmischen, kräftigen Schwimmzüge lassen mich weit nach vorn schnellen. Von Tag zu Tag fällt mir das etwas leichter, bis es sich fast mühelos anfühlt. Ich bin längst nicht mehr so schnell wie früher, aber die Freude über das Wasser, das meinen Körper liebkost, das Gefühl, etwas geschafft zu haben, sind noch genauso intensiv.

Doch dann schlägt das Schicksal wie aus dem Nichts erneut zu.

Eines Nachmittags im Mai 2017, zwei Wochen vor dem Rennen, sitze ich in meinem Büro am NIMH, als mein linkes Bein unkontrollierbar zu zucken beginnt. Ich versuche es still zu halten – vergebens. Obwohl es nur ganz kurz dauert, vielleicht eine halbe Minute, habe ich große Angst. Ich weiß, was das bedeutet: Ich habe einen kleinen Schlaganfall erlitten. Ich lasse sofort eine MRT machen, die einen kleinen, aber verstörenden Krater in einem Teil meines Motorcortex aufzeigt, genau in der Region, welche die Motorik meines linken Beins und Arms steuert. Diese vor zwei Jahren bestrahlte Stelle hat sich jetzt in nekrotisches Gewebe aus toten Zellen und anderen Abfallprodukten verwandelt, das gesunde Hirnzellen abdrückt. Deshalb hat mein Bein angefangen zu zittern.

Nekrose ist eine Nebenwirkung der Bestrahlung, und das sind keine guten Neuigkeiten. Mein Gehirn heilt nicht gut. Meine erste Reaktion ist der Gedanke, dass ich das Rennen absagen muss, um mich ganz auf die Heilung meines Gehirns konzentrieren zu können.

Wieder verschreibt mir Dr. Atkins Steroide gegen die Entzündung und Schwellung in meinem Gehirn infolge der Nekrose. Außerdem erläutert er mir seinen langfristigen Behandlungsplan für mein verletztes Hirngewebe. Ich werde alle drei Wochen eine Infusion mit dem Medikament Avastin bekommen, das ursprünglich für die Behandlung harter Krebstumoren entwickelt wurde, und zwar indem es ihre Blutversorgung kappt, sodass sie nicht weiter wachsen können. Ich habe keine neuen Tumoren, aber Dr. Atkins hofft, dass das Avastin die blutenden Gefäße in meinem Gehirn versiegelt und das Ödem sowie die Entzündung des verletzten Gewebes stoppt. Niemand weiß, ob das funktionieren wird, fügt er hinzu. Avastin sei nur in Einzelfällen wie bei mir zur Heilung von bestrahlungsbedingten Verletzungen herangezogen worden, und die Ergebnisse seien nicht eindeutig. Aber eine Alternative gibt es nicht, wir müssen also das Beste hoffen.

Als ich den bevorstehenden Quassy Triathlon erwähne, sagt Dr. Atkins, dass ich nicht in den See steigen soll. Er stellt mir eine rhetorische Frage: »Was, wenn Sie im Wasser einen Schlaganfall bekommen?«

Ich wäge die Vor- und Nachteile gegeneinander ab, beschließe dann aber, nicht abzusagen. Ich werde meine 1,92 Kilometer schwimmen. Ich rufe die Organisatoren des Wettkampfes an und bitte sie um einen Rettungsschwimmer, der im See neben mir herschwimmt und dafür sorgt, dass mir nichts passiert. Ein Freiwilliger, der sich mit um die Logistik des Triathlons kümmert, ruft mich an, Daniel De-Hoyos. Er bietet mir an, neben mir herzuschwimmen. »Es ist mir eine Ehre«, sagt er. »Ich habe Ihren Essay in der New York Times gelesen. Die Odyssee, die Sie da hinter sich haben, ist wirklich außergewöhnlich.« Auch Witek bietet mir sofort seine Unterstützung an. Er wird mich bei meinem Schwimmtraining am Tag vor dem Wettkampf begleiten, das die Teilnehmer absolvieren, um die Route zu erkunden.

Der Wettkampf ist für Sonntag, den 4. Juni – Kasias Geburtstag –, angesetzt, und es ist schlechtes Wetter vorhergesagt. Am Tag davor fahren Mirek und ich mit dem Auto von Virginia nach Connecticut. Dunkle Wolken ziehen auf, und es nieselt leicht. Es wird immer kälter. Am Nachmittag erreichen wir Waterbury, Connecticut, und checken im Hampton Inn ein. Sowohl Mirek als auch ich haben Angst vor den Gefahren, die der nächste Tag mit sich bringen kann: vor rutschigen, regennassen bergigen Straßen, vor kaltem Seewasser, das neue Anfälle bei mir auslösen könnte, vor den großen Distanzen, die schwere körperliche Herausforderungen bedeuten und denen sich jeder von uns aussetzen muss. Aber wir weichen nicht ab von unserem Plan und testen unsere Kräfte noch am selben Nachmittag in Trainingsläufen auf der Triathlon-Route. Wir fahren zum nahe gelegenen Quassy Amusement Park. Dort treffen wir uns mit Kasia. Mirek und sie verschwinden rasch mit ihren Rädern zwischen den Hügeln. Witek ist gerade aus Pittsburgh eingetroffen, und in Begleitung meines Sohnes gehe ich ins Wasser.

Ich trage einen langärmeligen Neoprenanzug. So kalt ist das Wasser gar nicht! Es duftet angenehm. Die Wasseroberfläche ist leicht kabbelig, aber umrahmt vom grünen Wald am Horizont, hinter dem sich die Berge erheben, sieht das wunderschön aus. Meine gemeinsame Schwimmeinheit mit Witek – mit gleichmäßigen, kräftigen Zügen legen wir mehrere Hundert Meter zurück – ist herrlich. Als Mirek und Kasia von ihrem Radtraining zurückkehren, erzählen sie uns, dass es ziemlich erschreckend war – die Straßen sind tückisch, wegen der scharfen Kurven und des Gefälles, außerdem nass von frischen Regenfällen. Aber sie wissen jetzt wenigstens, was sie am nächsten Tag erwartet.

In dieser Nacht können Mirek und ich aus Angst vor dem, was uns bevorsteht, nicht schlafen. Um halb fünf stehen wir auf, und während wir uns fertig machen, hören wir bereits, wie andere Quassy-Teilnehmer über uns wach werden und sich draußen im Flur sammeln. Nach einem leichten Frühstück fahren wir zum See, erreichen ihn kurz nach Sonnenaufgang und finden einen guten Parkplatz auf der bereits ziemlich vollen Stellfläche am See.

Es hat aufgehört zu regnen und ist kühl, aber windstill. Die ersten Sonnenstrahlen kommen hinter den Wolken hervor und tauchen den See in ein goldenes Licht. Die Wasseroberfläche erinnert an Honig: Glatt und unbewegt schimmert sie im Morgenlicht. Wir suchen unsere Ausrüstung zusammen und nehmen unsere Startpositionen ein. Die Schwimmstrecke gilt es als Erstes zu bewältigen, gefolgt von der Rad- und schließlich der Laufstrecke. Mirek pumpt die Reifen seines Fahrrads ein letztes Mal auf – dort, wo er auf mich warten wird, wenn ich aus dem Wasser komme. Ich schaue mir die Zweihundertmeterstrecke noch einmal an, die ich von dem kleinen Sandstrand zu unserer Übergabestelle zurücklegen muss, wo ich ihm den Zeitnehmchip, der jedes Team erfasst, aushändigen muss und wo wir uns mit einem Kuss voneinander verabschieden werden. Ich schreite die Route mehrmals ab, damit ich mich beim Sprint vom See zu Mirek auf keinen Fall verlaufe.

Inmitten von Hunderten von Teilnehmern, die sich am Strand versammelt haben, treffe ich Daniel DeHoyos, der bereits auf mich wartet. Er ist groß und muskulös, und seine freundliche, verlässliche Anwesenheit schenkt mir Selbstvertrauen. Da ist auch Kasia in ihrem schwarzen Neoprenanzug! An diesem Strand sehen wir aus wie eine Kolonie Robben. Ich steche hervor, da ich eine spezielle rote Kappe aufhabe, die Leuten ausgehändigt wird, die beim Schwimmen Probleme bekommen könnten. Trotzdem bin ich wahnsinnig stolz, dabei zu sein. Ich bin für die vorletzte Teilnehmergruppe eingeteilt. Kasia wird fünf Minuten nach mir mit der letzten Gruppe Schwimmer in den See springen.

Als ich ins Wasser gehen will, höre ich folgende Lautsprecherdurchsage: »Barbara Lipska, mehrfache Krebsüberlebende, geht jetzt an den Start!« Ein Gedanke durchzuckt mich: Diesen PR-Gag muss Jake organisiert haben!

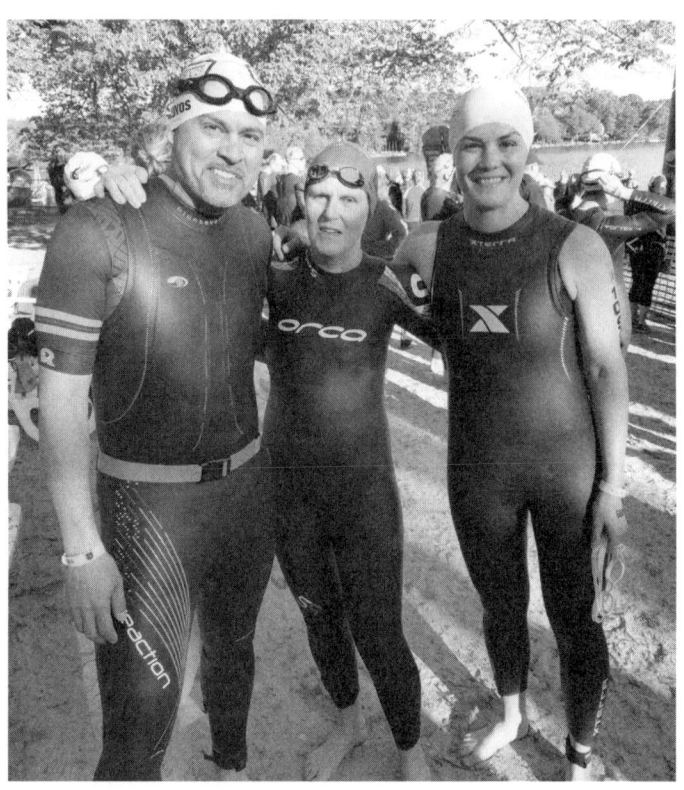

Zusammen mit Daniel DeHoyos und Kasia warte ich
auf den Beginn des Quassy Triathlons.

Zwei Wochen vor dem Wettkampf hat Jake einen Artikel
über unser ungewöhnliches Team im *Wall Street Journal* veröffentlicht. Er trägt die Überschrift »*A Triathlon Is Easy Next
to Soviets and Polio* – Verglichen mit Russen und Kinderlähmung ist ein Triathlon das reinste Kinderspiel«[36]. Ein wun-
derschönes Zeichen seiner Anerkennung für Mirek, mich
und meine Familie. (Erst nach dem Wettkampf erfahre ich,
dass die Lautsprecherdurchsage Daniels Idee war!)

Die Leute feuern mich an, als ich ins Wasser hechte. Dann höre ich es nur noch Platschen, das Geräusch von Armen, die durchs Wasser pflügen, und strampelnden Beinen. Ich versuche, Daniel nicht aus den Augen zu verlieren, der vor mir herschwimmt. Eine rote Rettungsboje ist mit einem Seil an seinem kräftigen Oberkörper befestigt. Es fühlt sich toll an, ihm so mühelos folgen und in seiner Gegenwart so sicher sein zu können.

Bei der riesigen orangen Boje, die den ersten Wendepunkt für die Schwimmer markiert, taucht Kasia direkt neben mir im Wasser auf. Obwohl ich vor ihr gestartet bin, überholt sie mich bereits und ruft: »Mom, alles klar?«

»Natürlich!«, schreie ich ihr über den Lärm hinweg zu und schwimme weiter.

Während ich hinter Daniel herschwimme, fühle ich mich immer besser – entspannt und glücklich, dass ich an einem echten Wettkampf teilnehme. Ich brauche fünfzig Minuten für die 1,92 Kilometer. Als wir ins Flache kommen, richten Daniel und ich uns auf und umarmen einander, während uns die kleine Menschenmenge am Strand erneut begeistert zujubelt.

Ich renne zu Mirek, so schnell ich kann. Er küsst mich, nimmt unseren Zeitnehmerchip, um anschließend Daniel zu umarmen und sich bei ihm zu bedanken.

»Das Leben besteht aus Teamwork!«, sagt Mirek und strahlt vor Glück. Als er auf seinem Rad davonsaust, dreht er sich noch einmal um und ruft: »Wir haben The Beast of the Northeast besiegt, da werden wir das Krebs-Biest auch noch schaffen, mein Schatz!«

Dank

Mein Dank gilt meiner Familie, die in den dunkelsten Stunden stets zu mir gehalten und sich um mich gekümmert hat, vor allem aber meinem Mann, Mirek Gorski. Danken möchte ich auch meinen Kindern Kasia Lipska und Witek Lipski: Danke für eure Liebe und dafür, dass ihr immer für mich da wart. Danke auch dir, meine Schwester Maria Czerminska, für deinen großartigen Einsatz bei der Suche nach den besten Optionen, um mein Leben zu retten. Mein Dank gilt auch Jake Halpern und Cheyenne Noble, den geliebten Partnern meiner Kinder, sowie meinem Schwager Ryszard Czerminski für ihre nicht nachlassende Unterstützung. Jake danke ich darüber hinaus für seine Ermutigung und Hilfe bei dem großen Artikel, den ich für die *New York Times* geschrieben habe. Ohne ihn würde es auch dieses Buch nicht geben: Danke dafür, dass du mich Elaine McArdle, meiner Co-Autorin und heute lieben Freundin, vorgestellt hast.

Danke auch euch, Agata und Jason Ketterick sowie Jan Czerminski, die ihr mir heimlich beim Überleben die Daumen gedrückt habt. Dank gebührt auch meiner angeheirateten Familie Tamar Halpern und Paul Zuydhoek: Danke, dass ihr so gute Freunde wart, als ich euch am meisten gebraucht habe! Und danke auch euch, Steve Halpern und Betty Stanton, für eure Zuneigung und Unterstützung. Zu guter Letzt möchte ich mich vor allem bei meinen fantastischen Enkeln Lucian und Sebastian bedanken, die mich in meinen dunkelsten Stunden durchhalten ließen.

Darüber hinaus gilt mein Dank den Ärzten, die mich behandelt und versorgt haben: meinem wunderbaren Hausarzt seit fast dreißig Jahren Dr. Eugene Shmorhun; Dr. Michael Atkins vom Georgetown Lombardi Comprehensive Cancer Center in Washington, D. C., und seinem Team, besonders Kellie Gardner; dem Team des Dana-Farber Cancer Institute in Boston, vor allem Dr. Stephen Hodi, dem Leiter des Melanom-Zentrums und des Zentrums für Immunonkologie; meinem Neurochirurgen Dr. Ian Dunn am Brigham and Women's Hospital in Boston und vor allem dem herausragenden Radioonkologen Dr. Ayal A. Aizer.

Dank gebührt auch meiner wunderbaren Physiotherapeutin Theresa Bell.

Ein besonderes Dankeschön geht auch an dich, mein Freund, nämlich an Dr. George E. Jaskiw, der das Buch während seiner Entstehung gegengelesen hat. Danken möchte ich auch einer Vielzahl weiterer Ärzte, die mich bei verschiedenen Passagen dieses Buches unterstützt haben, darunter die Doktoren Bradford C. Cickerson, Erica Swegler, Jason Karlawish, Éric Fombonne und Wendell Pahls. Auch die Unterstützung von Susan L.-J. Dickinson, Generaldirektorin der Association for Frontotemporal Degeneration, sowie die von Warren Fried von der Dyspraxia Foundation USA weiß ich überaus zu schätzen.

Sehr dankbar bin ich auch meinen Kollegen aus der

Abteilung Intramural Research Programs des National Institute of Mental Health – dafür, dass sie an mich und meine Heilung geglaubt haben – aber auch meinen Mitarbeitern und Freunden am Human Brain Collection Core, NIMH. Mein besonderer Dank gilt Dr. Susan Amara, der wissenschaftlichen Leiterin des NIMH, sowie Dr. Maryland Pao, der klinischen Leiterin des NIMH, aber auch Gwendolyn Shinko, der Verwaltungsdirektorin des NIMH.

Meine Co-Autorin und ich möchten auch Leora Herrmann für ihre ermutigenden Worte danken. Ein besonderes Dankeschön geht auch an Jack McGrail für seine nicht nachlassende Liebe und Unterstützung.

Ebenfalls bedanken möchten wir uns bei unseren Agenten Esmond Harmsworth und Nan Thornton bei Aevitas Creative Management für ihre Beratung, Unterstützung und gute Laune.

Dank gebührt auch unserem wunderbaren Lektor Alex Littlefield, der von Anfang an an dieses Projekt geglaubt hat, sowie Pilar Garcia-Brown und allen anderen bei Houghton Mifflin Harcourt.

Anmerkungen

Prolog

1   Z. Steel et al., »The Global Prevalence of Common Mental Disorders: A Systematic Review and Meta-Analysis, 1980–2013« in: International Journal of Epidemiology 43, Nr. 2 (April 2014): S. 476–493, https://www.ncbi.nlm.nih.gov/pubmed/24648481.

2   National Institute of Mental Health, https://www.nimh.nih.gov/health/statistics/prevalence/any-mental-illness-ami-among-us-adults.shtml.

3   World Health Organization, http://www.euro.who.int/en/health-topics/noncommunicable-diseases/mental-health/data-and-statistics.

4   https://www.nami.org/Learn-More/Mental-Health-By-the-Numbers.

5   https://www.usnews.com/news/best-countries/articles/2016-04-12/who-makes-economic-argument-for-mental-health-treatment.

6   https://www.nimh.nih.gov/news/science-news/2008/mental-disorders-cost-society-billions-in-unearned-income.shtml.

7   World Health Organization, http://www.who.int/
mental_health/prevention/suicide/suicideprevent/en.

8   https://www.nami.org/Learn-More/Mental-Health-
Conditions/Related-Conditions/Suicide.

9   https://www.washingtonpost.com/news/to-your-
health/wp/2016/05/19/guess-what-medical-condition-is-
the-costliest-its-not-heart-disease-cancer-or-diabetes/?utm_
term=.bbe1149ca97c. (Nur für Abonnenten zugänglich,
Anm. d. Übersetzers)

EINS **Die Rache der Ratte**

10   http://www.bic.mni.mcgill.ca/ServicesAtlases/
ICBM152NLin2009; https://surfer.nmr.mgh.harvard.edu/
fswiki/FreeSurferMethodsCitation.

11   https://www.nimh.nih.gov/health/statistics/
prevalence/schizophrenia.shtml.

12   Gordon M. Shepherd, Creating Modern Neuroscience
in: The Revolutionary 1950s (New York: Oxford University
Press, 2010).

13   Barbara K. Lipska, George E. Jaskiw, and Daniel R.
Weinberger, »Postpubertal Emergence of Hyperresponsiveness
to Stress and to Amphetamine After Neonatal Excitotoxic
Hippocampal Damage: A Potential Animal Model of
Schizophrenia« in: Neuropsychopharmacology 9 (1993):
S. 67–75, doi: 101038/npp.1993.44.

14   »Rat or Mouse Exhibiting Behaviors Associated with
Human Schizophrenia«, U.S. patent no. 5,549,884 vom
27. August 1996, erteilt vom United States Patent and
Trademark Office.

ZWEI **Die verschwindende Hand**

15 https://www.aimatmelanoma.org/stages-of-melanoma/
brain-metastases.

DREI **Reise ins Innere meines Gehirns**

16 https://www.aimatmelanoma.org/about-melanoma/
melanoma-stats-facts-and-figures/.

17 Expanded Access Program with Nivolumab in
Combination with Ipilimumab in Patients with Tumors
Unable to Be Removed by Surgery or Metastatic Mela-
noma, ClinicalTrials.gov identifier NCT02186249,
https://clinicaltrials.gov/ct2/show/NCT02186249?term=
CA209–218&rank=1.

VIER **Entgleist**

18 »Phineas Gage: Neuroscience's Most Famous Patient«,
Smithsonian.com, https://www.smithsonianmag.com/
history/phineas-gage-neurosciences-most-famous-patient-
11390067/.

FÜNF **Vergiftet**

19 Michele L. Ries et al., »Anosognosia in Mild Cognitive
Impairment: Relationship to Activation of Cortical Midline
Structures Involved in Self-Appraisal« in: Journal of the
International Neuropsychology Society 13, no. 3 (May 2007):
S 450–461.

20 Mental Illness Policy, https://mentalill nesspolicy.org/
medical/anosognosia-studies.html.

21 ibid.

22 Rachel Aviv, »God Knows Where I Am« in: New Yorker
vom 30. Mai 2011.

23 C. Arango und X. Amador, »Lessons Learned About Poor Insight« in: Schizophrenia Bulletin 37, no. 1 (1. Januar 2011): S. 27–28.

24 Nadene Dermody et al., »Uncovering the Neural Bases of Cognitive and Affective Empathy Deficits in Alzheimer's Disease and the Behavioral-Variant of Frontotemporal Dementia« in: Journal of Alzheimer's Disease 53, no. 3 (2016): S. 801–816.

25 2015 Alzheimer's Disease Facts and Figures, Alzheimer's Association.

26 World Health Organization, http://www.who.int/mediacentre/factsheets/fs362/en/.

27 Association for Frontotemporal Degeneration, https://www.theaftd.org/understandingftd/ftd-overview.

28 Dermody et al., »Uncovering the Neural Bases.«

29 K. P. Rankin et al., »Self-Awareness and Personality Change in Dementia« in: Journal of Neurology, Neurosurgery and Psychiatry 76, no. 5 (2005): S. 632–639, http://jnnp.bmj.com/content/76/5/632.short.

SECHS **Verloren**

30 G. Iaria et al., »Developmental Topographical Disorientation and Decreased Hippocampal Functional Connectivity« in: Hippocampus 24, no. 11 (November 2014): S. 1364–1374, doi: 10.1002/hipo.22317.

NEUN **Was ist passiert, Miss Simone?**

31 Ryuji Sakakibara et al., »Urinary Function in Elderly People With and Without Leukoaraiosis: Relation to Cognitive and Gait Function« in: Journal of Neurology, Neurosurgery, and Psychiatry 67 (1999): S. 658–660.

32 T. M. Hyde et al., »Enuresis as a Premorbid Developmental Marker of Schizophrenia« in: Brain 131 (September 2008): S. 2489–2498 doi: 10.1093/brain/awn167.

33 T. Rees Shapiro, »Harvard-Stanford Admission Hoax Becomes International Scandal« in: Washington Post vom 19. Juni 2015.

ZEHN **Licht am Ende des Tunnels**

34 https://www.braininitiative.nih.gov/.

ELF **Überlebt!**

35 »The Neuroscientist Who Lost Her Mind« in: New York Times vom 12. März 2016, https://www.nytimes.com/2016/03/13/opinion/sunday/the-neuroscientist-who-lost-her-mind.html.

Epilog

36 Jake Halpern, »A Triathlon Is Easy Next to Soviets and Polio« in: Wall Street Journal vom 22. Mai 2017, https://www.wsj.com/articles/a-triathlon-is-easy-next-to-soviets-and-polio-1495492959.